KiWi 387

Über das Buch
Hiermit liegt die vollständig überarbeitete Neuausgabe des erfolgreichen Ratgebers des KATALYSE Instituts zur Kinderernährung vor, der erstmals vor zehn Jahren erschien.
Der aktuelle Stand der Wissenschaft sowie die Ergebnisse einer umfassenden Elternbefragung zu Stärken und Schwächen des Buches wurden in der Neufassung berücksichtigt. Sie nimmt wichtige, neue Themenbereiche auf und liefert über die ernährungswissenschaftlichen Aspekte hinaus relevante medizinische, soziologische und ökologische Informationen. Ernährungspläne für gestillte und nicht gestillte Kinder, Rezepte, praktische Tips, wichtige Adressen und Hinweise auf weiterführende Literatur komplettieren das Buch, das sich in erster Linie als verständliche Informationsquelle für jeden versteht, der bei der Ernährung von Kindern von Anfang an für eine optimale Entwicklung sorgen will.

Die Autorinnen
Uta Lange, geboren 1967, Diplom-Ingenieurin, arbeitet auf den Gebieten des ökologischen Landbaus, der Ernährung und des Umweltschutzes in Bonn.
Margret Fischer, geboren 1962, Diplom-Oecotrophologin, freiberufliche Referentin für Vollwerternährung und Lebensmittelqualität. Lebt mit ihrem Sohn in Bonn.

Unter freundlicher Mitarbeit von
Claudia Backer, Hans Georg Heinzmann, Ivonne Kuhlmann

Auszug weiterer Veröffentlichungen der KATALYSE e.V. – Institut für angewandte Umweltforschung:
Neue Chemie in Lebensmitteln, 1995, Gentechnik im Supermarkt, 1993, EG – Grenzenlos kulinarisch, 1993

Weitere Titel bei K & W:
Das Umweltlexikon, 1993, Das Ernährungsbuch – Lebensmittel und Gesundheit, 1989

Kinderernährung

Herausgegeben von der KATALYSE e.V.
Institut für angewandte Umweltforschung

Kiepenheuer & Witsch

1. Auflage 1995

Umschlaggestaltung Manfred Schulz
Zeichnungen Simone Kaldeborn
Foto Seite 35 Hengstenberg
Satz Andreas Pilz, Köln
Druck und Bindearbeiten Clausen & Bosse, Leck
ISBN 3-462-02468-X

Inhalt

1 Schwangerschaft und Ernährung

Wenn Sie eine Schwangerschaft ganz bewußt planen, sollten Sie einige gesundheitliche Aspekte schon frühzeitig bedenken. Viele Komplikationen, die während der Schwangerschaft auftreten können, lassen sich so vermeiden.

Vorbereitung auf die Schwangerschaft für Frau und Mann

In Deutschland bleiben drei Prozent aller Paare ungewollt kinderlos. Neben Alkohol, Nikotin, Streß und Medikamenten spielen Umweltschadstoffe eine nicht unbedeutende Rolle. Ihr Anteil an den Ursachen für ungewollte Kinderlosigkeit läßt sich auf ca. 25 Prozent beziffern.

Daß Sie bei bestehendem Kinderwunsch auf die selbst verabreichten Schadstoffe durch Nikotin und Alkohol möglichst schon weit vorher verzichten, versteht sich von selbst – und gilt natürlich für beide Elternteile.

Die Ernährung ist eine weitere Quelle für Schadstoffe, die wir dem Körper zuführen. Zu diesen Stoffen gehören vor allem Industrieschadstoffe wie Dioxine, polychlorierte Biphenyle, Chlorparaffine und Pestizide aus der Landwirtschaft, die sich im menschlichen Körper anreichern. Bei den

Pflanzenschutzmitteln sind es vor allem Stoffe, die in Deutschland schon lange verboten sind, z.B. Lindan und DDT. Diese befinden sich einerseits bereits in unserer Nahrungskette und finden andererseits durch den florierenden Welthandel vor allem mit landwirtschaftlichen Futtermitteln und exotischen Leckereien den Weg zu uns zurück. Sie beeinträchtigen nicht nur die Fruchtbarkeit der Frau, sondern auch die des Mannes.

Die Entscheidung für eine gesunde und ausgewogene Ernährung sollte deshalb möglichst sofort gefällt werden. Die Vollwerternährung, unter Verwendung von Lebensmitteln aus kontrolliert-ökologischem Anbau, ist der beste Weg, sich gesund, möglichst schadstoffarm und umweltschonend zu ernähren.

Die beste Voraussetzung für eine Schwangerschaft ist gegeben, wenn Sie Ihre Ernährung gar nicht erst umstellen müßten, sondern sich weiterhin so gesund ernähren wie bisher. Mit einer gesunden Vollwerternährung können Sie gleichzeitig sicherstellen, daß Sie zu Beginn der Schwangerschaft ausreichend mit Vitaminen und Mineralstoffen für sich und das Baby versorgt sind. Ein guter Ernährungsstatus wirkt sich darüber hinaus positiv auf den Verlauf der Schwangerschaft und der Geburt aus. Sicherlich ist es aber für eine Ernährungsumstellung nie zu spät.

Ernährungsgrundsätze für Schwangere

Spätestens, wenn die Schwangerschaft feststeht, ist man mit dem Problem der gesunden Ernährung konfrontiert. Die Vollwerternährung liefert alle wichtigen Nährstoffe, die der Körper täglich braucht. In den ersten Monaten steigt der Kalorienbedarf der Schwangeren nur wenig an. Ab dem vierten Monat brauchen Sie ungefähr 300 kcal pro Tag mehr.

Essen »für zwei« ist also in keinem Fall angebracht. Nicht alle auftretenden Schwangerschaftsgelüste sind deshalb als Warnsignale einer Mangelernährung zu deuten. Sie brauchen sich auch keine großen Gedanken machen, wenn Sie nicht mehr zu sich nehmen wollen als bisher, denn die Evolution hat einen physiologischen Mechanismus entwickelt, der das werdende Leben – zumindest nach dem ersten Schwangerschaftsdrittel – vor Mängeln schützt. Im Falle eines Mangels wird das Kind aus den mütterlichen Depots vorrangig ernährt.

Der Bedarf an lebensnotwendigen Vitaminen, Mineralstoffen und Spurenelementen steigt jedoch im Einzelfall um bis zu 100 Prozent. Für die Schwangere ist es daher besonders wichtig, auf die Qualität der Lebensmittel und nicht auf die Quantität zu achten, das heißt, die ausgewählten Lebensmittel sollten einen hohen Gehalt an Vitaminen und Mineralstoffen haben und dabei nur mäßig Energie liefern.

Die folgende Tabelle zeigt den Mehrbedarf an Vitaminen und Mineralstoffen während der Schwangerschaft, bei denen häufig ein Mangel entsteht:

Kalzium	+ 75 %	Milch, Milchprodukte, hartes Wasser
Eisen	+ 35 %	Fleisch, Hirse, Hafer
Folsäure	+ 100 %	Hefe, grünes Blattgemüse
Vitamin A	+ 30 %	Fleisch, gelbe Gemüse und Früchte (Paprika, Mais, Aprikose, Pfirsich), Weizen
Vitamin B_1	+ 25 %	Vollkorngetreide
Vitamin B_2	+ 40 %	Milch, Käse, Eier, Fleisch, Vollkorngetreide und seine Keimlinge
Vitamin B_6	+ 70 %	Vollkorngetreide, Nüsse, Hefe, Bananen

Für eine vitamin- und mineralstoffreiche Ernährung eignen sich besonders gut frisches Obst und Gemüse, Vollkornprodukte sowie Milch und Milchprodukte. Die pflanzlichen Produkte sollten in der Ernährung dominieren und tierische Lebensmittel nur mäßig eingesetzt werden. Zudem liefern pflanzliche Lebensmittel Ballaststoffe, die auftretender Darmträgheit vorbeugen können, welche durch die eingeschränkte körperliche Aktivität und die physiologische Umstellung in der Schwangerschaft begünsitgt wird.

Die Versorgung mit hochwertigem Eiweiß ist in der Schwangerschaft besonders wichtig und sollte entweder aus einer Kombination pflanzlicher Eiweißlieferanten, z.B. Hülsenfrüchte und Getreide, oder magerem Fleisch stammen. Vermeiden Sie aber den Genuß von Innereien, vor allem Leber, da in diesen Organen die Schadstoffanreicherung besonders hoch ist. Rohes Fleisch, Rohmilch und Rohmilchkäse sollte wegen der möglichen mikrobiellen Verunreinigung ebenfalls gemieden werden.

Während der Schwangerschaft und erst recht in der Stillzeit sollte die werdende Mutter reichlich trinken – zwischen 1 und 1,5 l – vorzugsweise Mineralwasser, Früchte- und Kräutertees und/oder verdünnte Fruchtsäfte. Da in der Schwangerschaft häufig gleichzeitig die Neigung zu Wasseransammlungen im Gewebe besteht, sollten Sie sparsam mit Salz umgehen und statt dessen frische Kräuter und Kräutersalz verwenden.

Übrigens noch ein Wort zum Kaffee- und schwarzen Teegenuß. Kaffee – sicherlich eine milde Droge, zumal er auch nicht direkt das Kind schädigt – sollte in der Schwangerschaft, wenn überhaupt, in geringen Mengen (zwei max. drei Tassen pro Tag) genossen werden. Die im Kaffee enthaltenen Gerbstoffe verschlechtern zum einen die Eisenaufnahme (Resorption) und zum anderen kann Kaffeegenuß in großen Mengen eine wehenauslösende Wirkung haben.

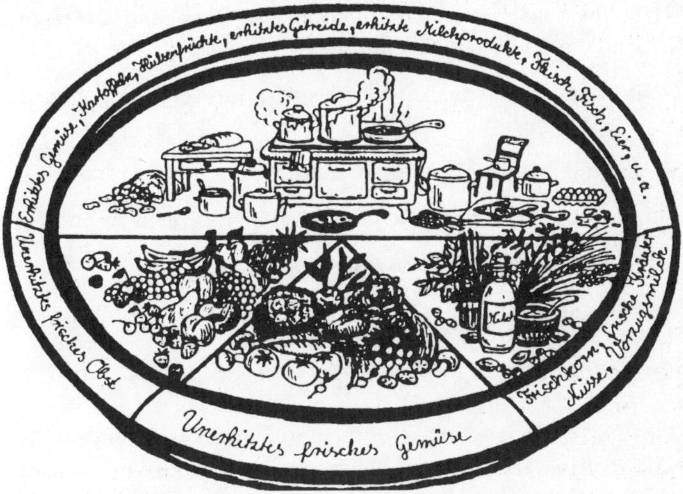

Die tägliche Kost einer Schwangeren sollte also vielfältig zusammengesetzt sein und hauptsächlich aus pflanzlichen Lebensmitteln bestehen. Die Kost sollte so wenig wie möglich verarbeitet sein, das heißt, ein hoher Anteil an Rohkost und Frischkornmüsli sind erwünscht. Fetthaltige Speisen und leere Kalorienträger wie z.B. Süßigkeiten und Limonaden sollte man sich verkneifen. Diese liefern nur überflüssige Fettpolster, mit denen frau möglicherweise nach der Schwangerschaft dann noch zu kämpfen hat.

Vollwerternährung kurz und bündig

- verwendet werden hauptsächlich naturbelassene, wenig verarbeitete, frische Lebensmittel aus dem ökologischen Landbau
- von tierischen Lebensmitteln werden nur hochwertige Milchprodukte empfohlen; Fleisch sollte möglichst sparsam verwendet werden (maximal zweimal in der Woche)

- Vollwertkost ist pflanzenbetont, Kartoffeln und Getreide sind die Säulen der Ernährung
- je bunter, desto besser; auf vielseitige, abwechslungsreiche Zusammenstellung wird Wert gelegt
- wichtig ist schonende, nährwerterhaltende Zubereitung
- etwa die Hälfte der Lebensmittel sollte roh verzehrt werden
- Salz wird sparsam verwendet

Mögliche Versorgungsengpässe

Wie im vorherigen Abschnitt schon angesprochen, ist der Nährstoffbedarf einer Schwangeren – nicht zu verwechseln mit dem Kalorienbedarf – sehr groß, da sie sowohl den eigenen Bedarf als auch den des Kindes an allen wichtigen Stoffen mit der täglichen Nahrung decken muß. Besonders im letzten Schwangerschaftsdrittel treten immer wieder Versorgungsengpässe bei bestimmten Vitaminen und Mineralstoffen auf. Die häufigsten Mangelfaktoren und ihre Vermeidung/Behebung haben wir nachfolgend für Sie zusammengestellt.

Eisen

Dieses Element nimmt eine zentrale Stellung bei der Blutbildung ein. Ein starker Mangel äußert sich in einer Anämie oder Blutarmut. Die Eisenversorgung vieler Frauen ist unzureichend, ihre »Speicher« sind nur minimal gefüllt. Wird eine Frau dann schwanger, kann der erhöhte Bedarf in dieser Zeit in den meisten Fällen über die Ernährung nicht sicher gedeckt werden. In einer akuten Mangelsituation kann die Eisenversorgung über die Einnahme von Eisenpräparaten sichergestellt werden. Wir empfehlen, die Speicherfähigkeit des Organismus zu nutzen und mit Beginn der Schwangerschaft Lebensmittel zu bevorzugen, die reich an Eisen sind: Vollkornprodukte, Hülsenfrüchte sowie mageres Fleisch aller Tierarten. Letzteres kann besser verwertet werden als pflanzliches Eisen, sollte aber nicht öfter als zweimal in der Woche verzehrt werden, da sonst eine Eiweißüberernährung droht und diese die Aufnahme von Kalzium behindert.

Die Eisenaufnahme kann zusätzlich durch Vitamin-C-reiche Nahrung verbessert werden. Eine gute Kombination ist ein eisenreiches Lebensmittel und Vitamin-C-reiches Gemüse oder Obst in einer Mahlzeit. Anschließend sollte kein Kaffee getrunken werden!

Im letzten Schwangerschaftsmonat ist ein Absinken des Eisenspiegels physiologisch, das heißt für den weiblichen Organismus ist diese natürliche Senkung des Eisenwertes kurz vor der Geburt vorgesehen.

Folsäure

Ebenso häufig wie die Unterversorgung mit Eisen ist auch der Folsäuremangel bei Frauen. Dieses Vitamin reguliert den Eiweißstoffwechsel. Schon in der Frühschwangerschaft können durch eine Folsäureunterversorgung Komplikationen auftreten. Auch hier gilt die Empfehlung, möglichst schon vor der Schwangerschaft auf eine folsäurereiche Ernährung zu achten und die Speicher aufzufüllen, da der Folsäurebedarf einer Schwangeren doppelt so hoch ist wie unter normalen Bedingungen. Sind die Körpervorräte zu Beginn der Schwangerschaft fast verbraucht, kann der tägliche Bedarf dieses Vitamins kaum gedeckt werden. Zur Bedarfsdeckung tragen Gemüse wie Spinat, Spargel, Tomaten, Broccoli und rote Bete sowie Orangen und Weizenkeime bei. Folsäure ist sehr hitzeempfindlich, daher sollten folsäurereiche Lebensmittel, die sich dafür anbieten, möglichst roh verzehrt werden.

Jod

Für die Synthese der Schilddrüsenhormone benötigen Sie Jod. Eine zu geringe tägliche Aufnahme kann beim Menschen zum Kropf führen. Da Deutschland ein Jodmangelgebiet ist, liegt die tägliche Zufuhr dieses Elements bei den meisten Menschen unter dem eigentlichen Bedarf.

Ein Jodmangel in der Schwangerschaft kann sowohl bei der Mutter als auch beim Kind eine Kropfbildung begünstigen. Daher ist eine ausreichende Zufuhr in dieser Zeit besonders wichtig. Leider liefern nur wenige Lebensmittel nennenswerte Mengen dieses Spurenelements. Dazu gehören Meeresfische wie Schellfisch, Kabeljau und Rotbarsch. Wenn Sie Fisch mögen, sollte er mindestens einmal, höchstens zweimal pro Woche auf Ihrem Speisezettel stehen. Sein Verzehr allein kann Ihren Jodbedarf allerdings nicht decken.

Jodiertes Speisesalz kann Ihre Versorgung unterstützen, sollte aber aufgrund einer möglichen Ödemneigung (Wasseransammlung im Körper, vor allem in den Beinen) nur in geringen Mengen, bis zu 5 g täglich, verwendet werden. Mittlerweile backen viele Bäcker bestimmte Brotsorten ebenfalls mit Jodsalz, was eine zusätzliche Quelle in einem täglich verwendeten Lebensmittel darstellt. Meeresalgen enthalten natürlicherweise auch viel Jod. Die Menge variiert jedoch je nach Sorte so stark, daß ein unkontrollierter Verzehr zu Stoffwechselentgleisungen führen kann. Deshalb dürfen Meeresalgen bei uns nur als Badezusatz verkauft werden. Wer trotzdem lieber auf diese natürliche Quelle zurückgreifen möchte, sollte seinen Jodstatus vom Arzt untersuchen lassen und sich über die verschiedenen Algen genau informieren. Mittlerweile gibt es auch mit Algen jodiertes Kräutersalz im Handel. Der erhöhte Jodbedarf einer Schwangeren kann, nach Absprache mit dem Arzt, auch durch die Einnahme von Jodtabletten gedeckt werden.

Kalzium

Auch der Bedarf an Kalzium steigt während der Schwangerschaft an, da der Fötus diesen Mineralstoff für den Skelettaufbau dringend benötigt. Der Mehrbedarf läßt sich jedoch gut durch Milch und Milchprodukte decken.

Vitamin B_1, B_2, B_6, B_{12}

Im letzten Schwangerschaftsdrittel treten häufiger Versorgungslücken bei den B-Vitaminen auf. B_1 ist wichtig für den Abbau von Kohlenhydraten, B_2 für den Gesamtstoffwechsel und B_6 für den Eiweißstoffwechsel. Der erhöhte Vitamin-B_1-Bedarf läßt sich gut durch Vollkornprodukte, Hülsenfrüchte, Kartoffeln und mageres Schweinefleisch decken. Vitamin B_2 ist vorwiegend in Milch und Milchprodukten, Eiern und Vollkorn enthalten. Nennenswerte Mengen an Vitamin B_6 enthalten grüne Gemüse, Paprika, Vollkorn, Bananen, Fisch und mageres Fleisch.

Vitamin-B_{12} ist wie schon B_2 für den Gesamtstoffwechsel von Bedeutung. Ein Mangel an B_{12} kommt in der Schwangerschaft selten vor, es gibt jedoch Personengruppen, die ihren Bedarf nur schwierig decken können. Hierzu gehören Veganer, das sind Vegetarier, die sich ausschließlich von pflanzlicher Nahrung ernähren, also auch keine Milchprodukte und Eier konsumieren. Bei dieser Kostform wird die tägliche Bedarfsmenge nicht erreicht, da Vitamin B_{12} nur in tierischen Lebensmitteln vorkommt. Daß trotzdem selten ein Mangel auftritt, liegt an der großen Speicherkapazität des menschlichen Organismus, die für 3–5 Jahre ausreicht. Abhilfe bei Mangelzuständen bieten einige milchsauer vergorene Säfte und Gemüse, zum Beispiel Sauerkraut. Einen besonders hohen Gehalt an aktivem B_{12} enthält ein neues pflanzliches Lebensmittel, das im Naturkosthandel seit Anfang ’95 erhältlich ist. »Lopino« wird aus dem Samen der weißen und der gelben Süßlupine gewonnen und kann die Versorgungslücke bei Veganern schließen helfen.

Hilfreiche Tricks bei kleinen Schwangerschaftsproblemen

Beschwerden	Vermeidungsstrategien
Übelkeit	Tritt verstärkt in den ersten 3 Monaten durch die hormonelle Umstellung in der Schwangerschaft auf. In dieser Zeit sollten Sie vorsichtig mit Kaffee und schwarzem Tee sein und für viel frische Luft sorgen. Meiden Sie Streß und gönnen Sie sich Ruhe. Akzeptieren Sie, daß eine körperliche Umstellung passiert und frau gerade mal nicht so richtig powern kann wie vor der Schwangerschaft.
Verstopfung	Eine ballaststoffreiche Ernährung, viel Flüssigkeit und viel Bewegung sind die besten Vermeidungsstrategien. Ein Glas warmes Wasser und eingelegte Trockenfrüchte sorgen häufig für schnelle Hilfe.
Milcheinschuß	Das Einschießen der Milch kann weh tun. Trinken Sie dann an diesem Tag weniger. Kühle Waschlappen und häufiges Anlegen lindern den Schmerz.
Sodbrennen	Gegen Sodbrennen hilft eine generelle Kaffeeabstinenz.
Aufstoßen	Teilen Sie Ihre Mahlzeiten in mehrere kleine Zwischenmahlzeiten ein.

Beschwerden	Vermeidungsstrategien
Blähungen	Hülsenfrüchte und Zwiebeln sollten Sie meiden.

Medikamente

Daß bei einer bestehenden Schwangerschaft die Einnahme von Medikamenten ein Tabu ist, wissen Sie sicher. Sollte eine Einnahme trotzdem einmal unumgänglich sein, fragen Sie sicherheitshalber bei Ihrem Arzt nach, und achten Sie auf Gegenanzeigen auf dem Beipackzettel, denn eine ganze Reihe von Medikamenten dürfen während der Schwangerschaft und Stillzeit ausdrücklich nicht angewendet werden.

Arbeitsschutz für Schwangere

Grundlage für die gesetzliche Regelung am Arbeitsplatz während einer Schwangerschaft ist das Mutterschutzgesetz. Werdende Mütter dürfen hiernach keine schweren Arbeiten mehr verrichten (z. B. Heben von mehr als fünf Kilogramm) und auch keine Arbeiten ausführen, bei denen sie gesundheitsgefährdenden Stoffen z.B. Strahlen, Staub, Dämpfen, Hitze, Lärm, Kälte oder Erschütterungen ausgesetzt sind. Von der Deutschen Forschungsgemeinschaft werden jedes Jahr maximale Arbeitsplatzkonzentrationen (die sogenannten MAK-Werte) für diese Stoffe festgelegt. In einer Sonderliste wird die Situation einer Schwangeren zusätzlich berücksichtigt. Diese zusätzlichen Schutzbestimmungen sollten Sie auf jeden Fall ernst nehmen, da Stoffmengen, die bei einem gesunden Erwachsenen keine Schäden hervorrufen, auf ein ungeborenes Kind bereits stark schädigend wirken können. Wenn Ihr Arbeitsplatz eine oder mehrere der oben genannten Emissionen aufweist, machen Sie sich auf jeden Fall über die tatsächliche Belastung kundig. Lassen Sie sich in diesem Punkt auf keine Kompromisse ein!

Auch die Zeit nach der Schwangerschaft wird durch das Mutterschutzgesetz für Mütter geregelt. Sie haben z.B. einen Anspruch auf zweimal eine halbe oder einmal eine Stunde Stillpause pro achtstündigem Arbeitstag. Diese Regelung gilt, so lange gestillt wird und muß von jedem Arbeitgeber ohne Ausgleich zugestanden werden.

Selbstverständlich sollten Sie auch im Haushalt auf giftige Chemikalien, z.B. Insektenvertilgungs- und Pflanzenschutzmittel, Lösungsmittel, WC-Reiniger usw. verzichten. Die Verwendung von Haushaltsreinigern wie z.B. Seife, Scheuersand und Universalessigreiniger reicht für Haushaltszwecke allemal aus. Auch das Streichen beim anstehenden Umzug sollte frau anderen überlassen.

Amalgamzahnfüllungen

Viele Frauen überlegen sich mit Beginn einer Schwangerschaft, ob sie sich ihre Amalgamfüllungen aus den Zähnen entfernen lassen sollen, um eine mögliche Belastung für den Fötus mit Quecksilber zu verringern. Warten Sie damit besser das Ende der Schwangerschaft und Stillzeit ab, denn eine Zahnsanierung würde zu diesem Zeitpunkt eine starke Mehrbelastung des mütterlichen und auch des fetalen Organismus mit Quecksilber bedeuten. Bei der zahnärztlichen Behandlung wird ein Teil des feinen Amalgamstaubes immer von der Patientin verschluckt, so daß Quecksilberanteile in den Organismus gelangen.

Essen Sie während der Schwangerschaft selenhaltige Lebensmittel, z.B. Fisch, Eier, Nüsse und Hülsenfrüchte. Selen ist ein Spurenelement, das in der Lage ist, aufgenommene Schwermetalle zu binden und somit zu entgiften.

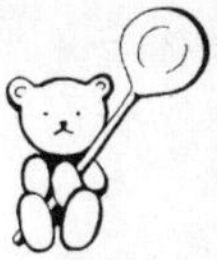

Zusammenfassung

- Achten Sie schon vor der Schwangerschaft auf eine ausgewogene Ernährung. Beginnen Sie damit am besten sofort.
- Vollwerternährung bietet eine ausreichende Versorgung mit allen notwendigen Nährstoffen.
- Verzichten Sie auf Drogen, auch auf Alltagsdrogen wie z.B. Alkohol und Nikotin.
- Nehmen Sie während der Schwangerschaft keine Medikamente ein.
- Häufige kleine Mahlzeiten beugen Heißhunger und Magendrücken vor.
- Ihr Arbeitsplatz sollte frei von schädlichen Einflüssen sein.

2 Die Stillzeit

Was die Ernährung der frischgebackenen Mutter betrifft, ändern sich mit Beginn der Stillzeit ein paar Dinge. Als Stillende benötigen Sie jetzt – im Vergleich zur Schwangerschaft – mehr Nährstoffe und Energie, die Sie, wie im vorherigen Kapitel schon beschrieben, am besten durch eine vollwertige Ernährung decken.

Ernährungsgrundsätze in der Stillzeit

Der Mehrbedarf pro Tag beträgt ungefähr 500–750 kcal. Sie benötigen jetzt mehr, weil Sie Ihr Kind direkt über die Muttermilch mit Nährstoffen und Energie versorgen müssen und Ihr Kind einen höheren Bedarf hat. Aber auch hier sei vor unkontrolliertem Essen gewarnt, das auch während der Stillzeit zu unliebsamen Fettpölsterchen führen kann.

Auf keinen Fall sollten Sie aber während der Stillzeit eine Diät anfangen. Schadstoffe, die im Fettgewebe gespeichert sind, gelangen so vermehrt in die Muttermilch und der Säugling sollte, aufgrund seiner höheren Empfindlichkeit, so wenig wie möglich davon erhalten. (Dem Umstand, daß Schadstoffe in die Muttermilch übergehen, haben wir ein eigenes Kapitel »Schadstoffe in der Muttermilch« gewidmet.)

Dem zusätzlichen Bedarf einer stillenden Frau entspricht:

- 1 Scheibe Vollkornbrot und
- 1 Kartoffel oder 1 EL Reis oder Nudeln und
- 150 g Gemüse oder Salat und
- 1 Stück Obst und
- ¼ l pasteurisierte Vollmilch

Hülsenfrüchte, Kohlsorten und andere blähend wirkende Lebensmittel können über das Stillen beim Kind Befindlichkeitsstörungen verursachen. Die nachfolgende Tabelle bietet eine Orientierungshilfe. Was vertragen wird und was nicht, ist jedoch individuell verschieden. Unser Rat: Essen Sie, was Ihnen schon immer gut bekommen ist, und beobachten Sie, wie Ihr Kind darauf reagiert. So finden Sie heraus, was Ihrem Baby Beschwerden verursacht. Wenn Sie wissen, welche Lebensmittel Ihnen und Ihrem Kind Schwierigkeiten bereiten, lassen Sie diese weg.

Lebensmittel, die oft blähend wirken	**Lebensmittel, die meist vertragen werden**
frisches Brot	Brot, das mindestens 1 Tag alt ist
Zwiebeln, Knoblauch, rohe Gurke, Kohl, Hülsenfrüchte	Blumenkohl, Broccoli, Tomaten, gegarte Gurke, Kohlrabi, Möhren
stark kohlensäurehaltiges Mineralwasser	stilles Mineralwasser
unreifes Obst	reifes Obst

Falls Ihr Kind doch mal von Blähungen geplagt wird, sorgt Fencheltee häufig für Abhilfe. Es genügt, wenn Sie den Tee zu sich nehmen, denn der Säugling erhält über die Muttermilch die beruhigenden Stoffe – natürlich immer mit zeitlicher Verzögerung.

Obst ist ein wichtiger Lieferant von Vitaminen und Mineralstoffen und deshalb ein wichtiger Bestandteil des täglichen Speisezettels. Zuviel Obst und Obstsäfte und einige besonders fruchtsäurereiche Sorten können allerdings zum Wundwerden Ihres Kindes beitragen (besonders Zitrusfrüchte und Ananas). Auch hier gilt: Probieren Sie aus, welche Früchte und welche Mengen Ihnen und Ihrem Nachwuchs guttun.

Sie brauchen jetzt viel Flüssigkeit. Am besten trinken Sie jeden Tag zwei Liter natriumarmes stilles Mineralwasser, das auf der Analysebanderole höchstens 10 mg Natrium pro Liter aufweist (Natrium lagert sich mit Chlorid zu Kochsalz ab). Trinken Sie außerdem nicht mehr als zwei bis drei Tassen schwarzen Tee oder Kaffee täglich. Was die alkoholischen Getränke angeht: Wenn überhaupt, dann verfahren Sie nach dem Motto »Mäßig, aber nicht regelmäßig«. Anders ausgedrückt: Nehmen Sie nur selten ein Glas Wein, Sekt oder Bier zu sich, und denken Sie daran – wenn Sie Alkoholisches konsumieren möchten –, tun Sie es direkt nach dem Stillen. Bis zur nächsten Brustmahlzeit ist der Pegel schon wieder gesunken, und das Kind bleibt verschont.

Milchbildung – kurzer anatomischer Exkurs

An der Milchbildung sind im wesentlichen drei Hormone beteiligt: Progesteron, Prolaktin und Oxytocin. Progesteron – das Schwangerschaftsschutzhormon – wird ab der sechsten Schwangerschaftswoche vermehrt von der Plazenta freigesetzt. Es fördert die Ernährungsfunktion der Uterusschleimhaut und die Ausreifung des Milchdrüsengewebes der Brust. Die Milchreservoire, auch Alveolen genannt, wachsen und werden funktionsfähig. Sie spüren diese Entwicklung durch die in dieser Zeit beginnenden Spannungen in der Brust. Ab der zweiten Schwangerschaftshälfte beginnt unter dem Einfluß des Milchbildungshormons Prolaktin die Milchbildung in den Alveolen. Das Austreten der Milch wird bis zur Geburt aber durch einen hohen Progesteronspiegel im Blut gehemmt. Nach der Geburt und mit dem Ausscheiden der Plazenta sinkt der Blutspiegel dann sehr schnell ab. Wird der Säugling möglichst bald nach der Geburt angelegt, bewirkt der Saugreiz an der Brust die Ausschüttung des Oxytocins. Dieses Hormon bewirkt das Zusammenziehen (Kontraktion) der Alveolen, und die Milch »schießt ein«. Neben dieser Funktion fördert das Oxytocin die Wehen und die Kontraktion der Gebärmutter. An den ersten Tagen sind die produzierten Milchmengen normalerweise gering, wegen ihres hohen Gehaltes an immunologisch wichtigen Substanzen sind sie aber um so wichtiger für den Säugling. Ab dem vierten Tag steigt die Milchmenge dann langsam an.

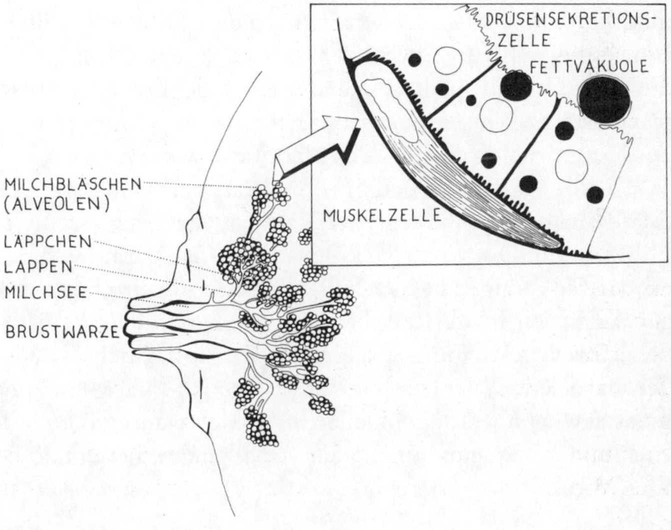

Stillpraxis – einige Ratschläge

Zum ersten Mal sollten Sie, wie bereits beschrieben, Ihr Kind direkt nach der Geburt anlegen. Zu diesem Zeitpunkt ist der Saugreflex des Babys am stärksten. In den nächsten Tagen so oft das Kind danach verlangt, damit die Milchbildung angeregt wird. Nach ein paar Tagen hat sich die Milchmenge der Trinkmenge des Babys angepaßt. Pro Brustmahlzeit bekommt Ihr Kind nach einer kurzen Gewöhnungsphase mehr Milch und wird demzufolge seltener nach einer Mahlzeit verlangen.

Faustzahl für die Stilldauer: An jeder Brust nicht länger als 10 Minuten stillen, und immer an beiden Brüsten trinken lassen. An der ersten Brust bekommt der Säugling eine in ihrer Konsistenz dünnere, durststillende Milch. Die nachfolgende Milch dieser Brust ist dann besonders sättigend. Durch den Saugreflex an der ersten Brust füllt sich auch die zweite Brust. Sie enthält eine homogenere Milch, weil es eine Weile dauert, bis der Säugling sich dieser zuwendet und so die Inhaltsstoffe durchmischt werden. Lassen Sie nach dem Stillen die Milchreste auf der Brustwarze an der Luft trocknen, das ist gut für die Haut. Ziehen Sie ihr saugendes Kind nicht von der Brustwarze, sondern legen sie einen Finger in seinen Mund, so daß der Unterdruck nachläßt. Das schont die Warzen.

Gestillt wird nach Bedarf – Sie brauchen keine Art von Stundenplan einzuhalten. Ihr Baby meldet sich, wenn es Hunger oder Durst hat. Sie können vor allem darauf vertrauen, daß Sie genügend Milch haben, es wird soviel gebildet wie gebraucht wird. Der Ratschlag, nach jedem Stillen die Brust mechanisch vollständig zu leeren, ist überholt. Auch das Wiegen nach jeder Mahlzeit ist out. Zufriedene Babys müssen nicht gewogen werden. Machen Sie es sich während des Stillens immer bequem; Stillen geht vor allem im Sitzen und im Liegen gut.

Auch wenn Sie Zwillinge geboren haben, reicht Ihre Milch aus. Stillen Sie die Kinder nacheinander oder gleichzeitig, so, wie es angenehm ist. Manchmal bevorzugen die Kleinen jeweils eine Brust, auch das ist in Ordnung.

Bei Frühgeborenen, die intensivmedizinisch betreut werden und deren Saugreflex noch nicht ausgebildet ist, können Sie die Milch abpumpen und ihnen über eine Sonde zuführen lassen. Da Sie Ihre Milchbildung aufrechterhalten, ist ein späteres Stillen möglich.

Kann das Kind bereits saugen – und das ist meistens der Fall –, dann sollten Sie stillen. Sprechen Sie mit Ihrem Arzt bzw. Ihrer Ärztin darüber.

Nehmen Sie in der Stillzeit möglichst keine Medikamente. Falls doch erforderlich, nur nach Absprache.

Ein paar Worte zum Abstillen: Um die Belastung mit Schadstoffen in der Muttermilch nicht zu hoch werden zu lassen, sind Sie auf der sicheren Seite, wenn Sie nicht länger als 6 Monate stillen. Mit der Einführung der Beikost vollzieht sich das Abstillen ganz automatisch. Auf jeden Fall raten wir Ihnen von sogenannten Abstillmedikamenten ab. Die Präparate mit den Wirkstoffen Bromocriptin und Lisurid können unter anderem Krampfanfälle auslösen. Lassen Sie das Stillen lieber so natürlich enden, wie es begonnen hat.

Wenn Sie der Meinung sind, daß Stillen das Richtige für Sie und Ihr Kind ist, dann lassen Sie sich nicht abhalten. Auch noch so gute Ratschläge der Mutter oder Schwiegermutter müssen keine Richtschnur für Sie sein – deren Erfahrungen liegen Jahrzehnte zurück und haben meist nicht den neuesten Stand der heutigen Stillpraxis. Beschäftigen Sie sich möglichst schon während der Schwangerschaft mit dem Stillen – in unserer Literaturliste im Anhang finden Sie Anregungen.

Sorgen Sie vor allem für Ruhe nach der Geburt. Ist es um Sie herum hektisch, oder sind Sie zu Beginn des Stillens unsicher, wird das Streßhormon Adrenalin ausgeschüttet. Es ist sozusagen der Gegenspieler des Oxytocins, das für den Milcheinschuß verantwortlich ist. Unter Streß kommt die Milchproduktion dann nicht richtig in Gang, und Sie glauben wohl möglich, nicht stillen zu können, obwohl Ihnen nur die Muße dazu fehlt. Denken Sie daran: Prinzipiell kann jede Frau ihr Kind stillen. Bei Schwierigkeiten bieten vor allem die Hebammen Hilfe (Adressen befinden sich im Anhang). Sie haben direkt nach der Geburt bis zu zehn Tage Anspruch auf Betreuung durch eine Hebamme, die von Ihrer Krankenkasse bezahlt wird.

Ein wichtiger Hinweis auf echte Stillhindernisse: Frauen, die HIV oder Tbc infiziert sind, müssen ihr Kind in der Schwangerschaft nicht zwangsläufig angesteckt haben. Allerdings werden die Viren durch die Muttermilch übertragen. In diesen Fällen darf nicht gestillt werden.

Schadstoffe in der Muttermilch

Ein trauriges aber wichtiges Thema. Mit unserer Nahrung nehmen wir nicht nur Nährstoffe, sondern auch Schadstoffe auf. Was sich in Pflanze und Tier an Schadstoffen angesammelt hat, speichern wir zum großen Teil in unserem Fettgewebe. Daher ist die Konzentration dieser Schadstoffe hier höher als zunächst in der Umwelt gemessene Werte. Bei der Höhe der Schadstoffbelastung spielt es übrigens keine Rolle, ob Sie auf dem Land oder in der Stadt wohnen; das haben repräsentative Untersuchungen ergeben, die eine gleichmäßige Verteilung der unten aufgeführten Stoffe fanden.

Was bedeutet das bezüglich des Stillens?

Muttermilchfett wird zu großen Teilen durch die Auflösung von mütterlichem Fettgewebe gebildet. Darüber gelangen

Schadstoffe in die Urnahrung. Der Säugling erhält also neben den Nährstoffen und Immunfaktoren auch immer geringe Mengen giftiger Substanzen. Die Vorteile des Stillens sind jedoch von so großer Bedeutung, daß eine Stilldauer von sechs Monaten trotzdem zu empfehlen ist.

Schadstoffe, die sich in der Muttermilch nachweisen lassen

- PCB, Polychlorierte Biphenyle, stammen aus Kühlflüssigkeiten und Hydraulikölen.
- DDT, Dichlordiphenyltrichloräthan, ist ein Insektizid. In der Bundesrepublik ist es bereits seit 1977 verboten, wird aber in den Entwicklungsländern noch verwendet und gelangt durch den Welthandel wieder zu uns.
- HCB, Hexachlorbenzol, ist ein Pilzbekämpfungsmittel und ist wie das DDT bei uns verboten.
- HCH, Hexachlorcyclohexan, auch unter dem Namen »Lindan« bekannt, ist ein Insektizid und wurde bzw. wird unter anderem zur Bekämpfung der Tse-Tse Fliege, die die Schlafkrankheit überträgt, eingesetzt. Für HCH gilt auch, was für DDT und HCB schon gesagt wurde.
- Dioxine und Furane zählen zu den giftigsten, jemals synthetisierten Stoffen. Wir kennen sie von den Industrieunfällen in Ludwigshafen 1953 und Seveso 1976. Sie werden heute vor allem durch Autoabgase und Müllverbrennungsanlagen emittiert.
- Chlorparaffine werden vor allem als Weichmacher für PVC und Lackrohstoffe von der Industrie eingesetzt.

Die Muttermilchuntersuchungsergebnisse der letzten Jahre zeigen erfreulicherweise, daß ein Rückgang der Schadstoffkonzentrationen zu verzeichnen ist. Als Beispiel: Die Dioxinbelastung sank laut Landesumweltministerium Nordrhein-

Westfalen um 25–30 Prozent. Wenn Sie damit rechnen müssen, stärker durch Beruf oder Wohnort belastet zu sein oder planen, deutlich länger als sechs Monate zu stillen, dann lassen Sie Ihre Milch auf jeden Fall durch Ihr Gesundheitsamt untersuchen. Die Untersuchung ist in der Regel kostenlos. Da die Untersuchungsergebnisse meist auf sich warten lassen, sollte die Analyse möglichst früh gemacht werden.

Eine einmalige Untersuchung reicht aus, da die Schadstoffwerte sehr konstant sind. Tendenziell kann aber gesagt werden, daß die Konzentration bei jedem weiteren Kind, das gestillt wird, abnimmt.

Damit Sie möglichst wenig Kontakt mit Schadstoffen haben, hier noch einige praktische Hinweise:

- Verwenden Sie Lebensmittel aus dem ökologischen Landbau, da diese Produkte ohne Chemieeinsatz produziert werden. Schälen und/oder waschen Sie grundsätzlich frisches Obst und Gemüse.
- Geben Sie keine Kleidung in die chemische Reinigung. Ihre Sachen werden dort mit Schadstoffen behandelt, die Sie dann auf der Haut tragen. Kaufen oder tragen Sie in der Stillzeit am besten nur Materialien, die Sie selber waschen können
- Benutzen Sie keine Schädlingsbekämpfungsmittel im Haus oder Garten.

Stillen – Auswirkung auf den weiblichen Organismus

Stillen wirkt auf Körper und Seele: Zum einen wird durch das Hormon Oxytocin die Rückbildung der Gebärmutter beschleunigt, zum anderen tritt die sogenannte »Wochenbettdepression« seltener auf. Beim Stillen nehmen Sie mit Ihrem Körper intensiven Kontakt zu Ihrem Kind auf und sollten diese Nähe auch aus vollem Herzen genießen. Außerdem belegen einige amerikanische Untersuchungen, daß Frauen, die gestillt haben, seltener an Brustkrebs erkranken. Darüber hinaus haben Frauen, die für ihr Kind die Brusternährung wählen, in der Regel weniger Probleme, ihr ursprüngliches Gewicht wieder zu erreichen.

In den ersten Wochen oder Monaten des Stillens – das ist individuell ganz verschieden – verhindert das Prolaktin den erneuten Eisprung. Allerdings nur – und nicht bei jeder Frau –, wenn ganz regelmäßig alle 2–3 Stunden gestillt wird, und das entspricht meist gar nicht dem Bedürfnis des Säuglings. Stillen ist also kein ausreichender Schwangerschaftsschutz!

Bei der Wahl einer in der Stillzeit geeigneten Verhütungsmethode muß von der Pille abgeraten werden, denn sie hemmt die Milchbildung. Haben Sie vor der Schwangerschaft ein Diaphragma oder die Portiokappe benutzt, dann muß diese nach der Schwangerschaft vom Arzt neu angepaßt werden. Die unkomplizierteste Verhütungsmethode ist, gerade in der ersten Zeit nach der Geburt, das Kondom.

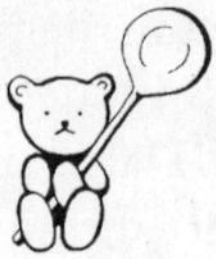

Zusammenfassung

- Trinken Sie viel.
- Beginnen Sie während der Stillzeit keine Diät.
- Vorsicht mit Drogen! Die in ihnen enthaltenen Schadstoffe gehen in die Muttermilch über.
- Vermeiden Sie blähende Lebensmittel.
- Streß wirkt sich negativ auf die Milchbildung aus – nehmen Sie sich die nötige Ruhe.
- Vertrauen Sie darauf, daß Sie die Bedürfnisse Ihres Kindes selbst erkennen.
- Ernähren Sie sich vollwertig.
- Stillen ist keine Methode der Empfängnisverhütung.

3 Der gestillte Säugling

Beim Säugling ist die Vollwerternährung im ersten Lebenshalbjahr ganz einfach. Durch die Muttermilch werden alle Anforderungen und Bedürfnisse gedeckt. Erst ab dem siebten Monat sollte mit Beikost begonnen werden, und zusätzliche Getränke sind normalerweise erst dann nötig.

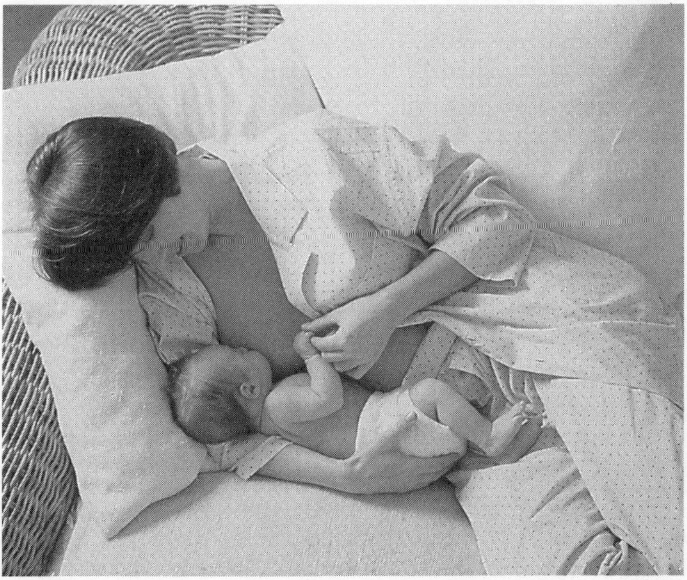

Muttermilch ist:

- ein dem schwankenden Bedarf des Säuglings in jedem Augenblick voll angepaßtes Lebensmittel. Es ist der Wissenschaft wie auch der Kindernahrungsmittelindustrie bis heute nicht gelungen, einen vollständig gleichwertigen Ersatz herzustellen,
- jederzeit frisch, fertig zubereitet und wohltemperiert,
- hygienisch (Flasche, Sauger und zusätzlicher Aufwand fallen weg),
- billig. Es gibt keine andere Möglichkeit, den Säugling so preiswert, praktisch, bequem und gleichzeitig gesund zu ernähren.

Muttermilch als Maßstab für den Bedarf des Säuglings

Die Zusammensetzung der Muttermilch verändert sich in den ersten Lebenswochen nach der Geburt recht stark. Die sogenannte Vormilch oder das Kolostrum, die nur in den ersten Tagen produziert wird, enthält immunologisch wirksame Proteine. Im Vordergrund steht hier noch nicht Wachstum und Gewichtszunahme, sondern der Schutz des unvollkommen an das Leben außerhalb des Mutterleibes angepaßten Säuglings. Beim Neugeborenen kommt es somit immer erst einmal zu Gewichtsverlusten. Nach ca. zwei Wochen ist das Geburtsgewicht wieder erreicht. Zwischen dem sechsten und zehnten Tag wird die transitorische Milch gebildet, die sich innerhalb der nächsten zwei bis drei Wochen allmählich zur reifen Frauenmilch entwickelt. Diese enthält mehr Fett und weniger Proteine als die Vormilch. Die Zusammensetzung der Muttermilch ist aber noch von anderen Faktoren, wie zum Beispiel Tageszeit, Dauer der Mahlzeit, Ernährungsstatus der Mutter abhängig.

Muttermilch enthält nicht nur einzelne Nährstoffbausteine, sondern ist ein perfektes Babynahrungsmittel, das bis heute noch nicht kopiert werden konnte. Auf wichtige Inhaltsstoffe möchten wir in den folgenden Kapiteln näher eingehen.

Die Muttermilchinhaltsstoffe

Die durchschnittliche Zusammensetzung reifer Muttermilch im Vergleich zu Kuhmilch (nach FOMAN 1974):

Bestandteile	Muttermilch	Kuhmilch
Wasser (ml/100 ml)	87,1	87,2
Nahrungsenergie (kJ/100 ml)	314,0	276,0
Protein (g/100 ml)	1,1	3,5
Casein (% v. Gesamtprotein)	40,0	82,0
Molke (% v. Gesamtprotein)	60,0	18,0
Fett (g/100 ml)	4,5	3,7
Lactose (g/100 ml)	6,8	4,9
Mineralstoffe (g/100 ml)	0,2	0,7

Eiweiß (Protein)

Der Proteinbedarf des Säuglings ist immer wieder Gegenstand heftiger Diskussion. Reife Muttermilch enthält davon 1,1 g/100 ml, während Kuhmilch das dreifache aufweist – Muttermilch ist also relativ proteinarm. Die Eiweißmengen in der Muttermilch reichen aber dem langsam wachsenden Organismus des Menschen völlig aus.

Auch die Eiweißzusammensetzung von Muttermilch und Kuhmilch ist unterschiedlich. In der Muttermilch liegen Casein und Molkenproteine im Verhältnis 40 zu 60 vor, in der Kuhmilch überwiegt das Casein (82 zu 18). Muttermilchmolke besteht hauptsächlich aus den Proteinen Alpha-Lactalbumin, Lactoferrin und Immunglobulin. Kuhmilch enthält dagegen viel Beta-Lactoglobulin, ein Eiweiß, das in Muttermilch überhaupt nicht vorkommt. Allergische Reaktionen des Säuglings auf die Kuhmilch werden auf dieses Beta-Lactoglobulin zurückgeführt, weil es artfremdes Eiweiß für den Menschen ist. Das Casein in der Muttermilch fällt bei der Gerinnung in kleineren Flocken aus als das der Kuhmilch und ist somit leichter verdaulich.

Außerdem enthält die Muttermilch Peptide, kurze Eiweißketten, deren Wirkung bis heute nicht vollständig erforscht ist. Einige ähneln den körpereigenen Endorphinen und werden, weil sie von außen zugeführt werden, Exorphine genannt. Sie haben opiatartige Wirkungen. Sie werden vom Verdauungssystem nicht angegriffen und können unverändert in die Blutbahn gelangen. Sie beeinflussen die Magen-Darm-Tätigkeit, die Nährstoffaufnahme und den Stoffwechsel. Beeinflussen sie vielleicht auch die Stimmung des Säuglings?

Zu hohe Eiweißgaben überlasten den Stoffwechsel des Säuglings. Die Säuglingsniere hat in den ersten Monaten nur eine sehr geringe Ausscheidungskapazität für das Abbauprodukt der Proteine, den Harnstoff. Die Muttermilch enthält deswegen wenig, aber optimal zusammengesetztes Eiweiß. Proteine sind aus verschiedenen Aminosäuren aufgebaut, von denen einige für uns lebenswichtig (essentiell) sind. Das Aminosäuremuster der Muttermilch ist für den Säugling optimal und wird deshalb als Maßstab für die Bestimmung der biologischen Wertigkeit von Proteinen genommen. Kein anderes natürliches Lebensmittel entspricht der Aminosäurezusammensetzung der Muttermilch. Deshalb müssen alle Ausgangsprodukte zur Herstellung von Ersatznahrung durch Verdünnen auf die Ausscheidungskapazität der Säuglingsniere eingestellt werden. Gleichzeitig darf es aber nicht zu einer Unterversorgung mit essentiellen Aminosäuren kommen. Ganz wichtig für das Eiweiß ist also das ausgewogene Maß.

Ist Stillen nicht möglich und wird die Säuglingsnahrung selbst hergestellt, sollte man sich an bewährte Rezepte genau halten, um Stoffwechselentgleisungen zu vermeiden. Wem die eigene Herstellung zu schwierig und ungenau ist, der sollte lieber zu einer adaptierten Säuglingsanfangsnahrung greifen (hierzu siehe auch Kapitel 4).

Energielieferanten: Kohlenhydrate und Fette

Der intensive Aufbaustoffwechsel des Säuglings verbraucht etwa 30mal soviel Energie wie der Erhaltungsstoffwechsel eines Erwachsenen. Etwa 40 Prozent seines Energiebedarfs deckt der Säugling aus Kohlenhydraten. Das Hauptkohlenhydrat in der Muttermilch ist der Milchzucker (Lactose). Daneben sind andere Kohlenhydrate wie Galactose, Fructose, Glucosamine, Neuraminsäure und Bifidusfaktor enthalten, die unterschiedliche Aufgaben erfüllen. So schützt z.B. die Neuraminsäure vor Bakterien und Viren.

Lactose ist nicht gleich Lactose

Kuhmilch enthält ca. 30 Prozent weniger Lactose und wird wesentlich schneller verdaut und schneller vom Körper aufgenommen. Die Folge: größere Schwankungen des Blutzuckerspiegels und damit eine stärkere Beanspruchung des Insulinstoffwechsels. Weiterhin gelangt die Kuhmilch-Lactose nicht in die unteren Darmabschnitte, in welchen der Abbau zu Milchsäure erfolgt, die ein bifidusfreundliches saures

Darmmilieu fördert. Leider wird Säuglingsanfangsnahrungen heute nicht mehr zwingend Lactose zugesetzt.

Fette

Etwa die Hälfte des Energiebedarfs des Säuglings wird durch die Muttermilchfette gedeckt. Muttermilch enthält etwas mehr Fett als ihr Substitut, die Kuhmilch. Auch hier gilt: Quantität ist nicht gleich Qualität. Muttermilch enthält wesentlich mehr ungesättigte Fettsäuren, besonders Ölsäure und die lebensnotwendige (essentielle) Linolsäure. Die Muttermilchfette werden zu 95 Prozent ausgenutzt, die der Kuhmilch aber nur zu 30–50 Prozent. Das liegt nicht zuletzt daran, daß in der Muttermilch das Enzym zur Fettverdauung gleich mitgeliefert wird.

Die Mineralstoffe

Der Mineralstoffgehalt in der Muttermilch ist sehr viel geringer als in der Kuhmilch. Der Natriumgehalt ist nur halb so hoch wie im tierischen Pendant. Der niedrige Kalziumgehalt wird durch eine besonders gute Resorption ausgeglichen. Das gleiche gilt für Eisen.

Eisen

Immer wieder wird über einen möglichen Eisenmangel bei Säuglingen diskutiert. Doch die Eisenversorgung ist, solange voll gestillt wird, gesichert. Der relativ geringe Eisengehalt in der Muttermilch wird durch die, dank des Enzyms Lactoferrin, hohe Resorption mehr als wettgemacht (Eisen aus Muttermilch wird bis zu 70 Prozent aufgenommen, aus Kuhmilch dagegen nur zu 10–30 Prozent). Auch nach Einführung der Beikost stellt das Zustillen eine mit der Zeit zwar mengenmäßig abnehmende, aber wichtige und zuverlässige Eisenquelle dar.

Eisen liegt in Lebensmitteln in zwei verschiedenen Formen vor, als zweiwertiges und als dreiwertiges Eisen. Das zweiwertige Eisen wird wesentlich besser resorbiert. Fleisch enthält im allgemeinen zweiwertiges, pflanzliche Lebensmittel enthalten dreiwertiges Eisen. Die Ausnutzbarkeit von pflanzlichem Eisen wird durch die gleichzeitige Anwesenheit von Vitamin C erhöht. Vitamin C wandelt nämlich während des Verdauungsvorganges das dreiwertige in zweiwertiges Eisen um.

Zu einer ausreichenden Eisenversorgung ist also nicht, wie vielfach behauptet, unbedingt Fleisch notwendig. Bei der vielseitigen Zusammensetzung der Vollwerternährung kann die Eisenversorgung von Säuglingen und Kleinkindern aufgrund dieses Mechanismus auch mit pflanzlichen Lebensmitteln gesichert werden. Und in dem Maße, wie der Anteil der Muttermilch an der Ernährung des Säuglings zurückgeht, steigt ja auch die Vielseitigkeit der Beikost. Zusätze von zweimal 20 g Fleisch pro Woche erleichtern jedoch die Eisenversorgung. Auf die so eisenreiche Leber sollte aber verzichtet werden: Sie enthält wie pflanzliche Lebensmittel dreiwertiges Eisen und dazu noch jede Menge Schadstoffe.

Insgesamt reicht die Mineralstoffmenge in der Muttermilch aus, um den Bedarf des Säuglings vollständig zu decken. Ausnahmen können bestehen, wenn die Mutter unterversorgt ist. Hier gilt gleiches wie während der Schwangerschaft.

Vitamine

Ist die Mutter vollwertig ernährt und stillt sie ausschließlich, dann ist der Säugling mit fast allen Vitaminen ausreichend versorgt. Anders sieht es bei der Selbstherstellung von Säuglingsmilch auf Kuhmilchbasis aus: Von der sechsten Lebenswoche an muß der Bedarf an den Vitaminen A und C durch zusätzliche Gemüse- und Obstsäfte gedeckt werden. Nach vier Monaten sollte die Beikost eingeführt werden, um dem erhöhten Vitaminbedarf des Säuglings gerecht zu werden.

Vitamin D

Vitamine sind Stoffe, die in kleineren Mengen zum Leben unbedingt notwendig sind, die der Körper aber nicht selbst herstellen kann. Sie müssen also mit der Nahrung zugeführt oder durch Darmbakterien im Körper synthetisiert werden.

Vitamin D kann unter dem Einfluß von Sonnenlicht in der Haut selbst hergestellt werden. Die direkte Vorstufe dabei ist das Cholesterin, das in der Muttermilch ausreichend enthalten ist. Vitamin D ist also ein untypisches Vitamin. Seine Hauptaufgabe ist die Regulation des Kalzium- und Phosphatstoffwechsels, in Zusammenarbeit mit anderen Hormonen (Calcitonin und Parathormon). Der Säugling wird also einerseits aus der Muttermilch mit Vitamin D versorgt, andererseits kann er es in der Haut unter günstigen Bedingungen selbst herstellen.

In der Urgeschichte des Menschen war möglicherweise der Vitamin-D-Bedarf der erste »Weißmacher«. Der Mensch war vor den Schäden zu starker Sonneneinstrahlung durch eine dunkle Pigmentschicht geschützt, welche aber die Vitamin-D-Eigensynthese behindert. Bei der Eroberung nördlicher Regionen mit geringerer Sonnenintensität konnten nur die Hellhäutigeren noch ausreichend Vitamin D produzieren.

Wieso kann es aber auch bei Hellhäutigen zu Vitamin-D-Mangel und Rachitis (Knochendeformation aufgrund mangelnder Mineralisierung) kommen? Einen ersten Hinweis gibt uns die Geschichte: Diese Krankheit wurde erstmals beim englischen Industrieproletariat beschrieben (daher auch »englische Krankheit«).

Die Vitamin-D-Produktion ist bei Europäern zwar an die im Vergleich zu tropischen Regionen bei uns vorherrschenden, ungünstigen Bedingungen angepaßt, wenn aber ein schlechter Ernährungszustand, düstere Wohnungen und Dunstglocken, die kein UV-Licht mehr durchlassen, dazukommen, bricht die Vitamin-D-Synthese zusammen.

Diese Zeiten sind zum Glück vorbei. Wenn Mutter und Kind vollwertig ernährt sind und für ausreichend »Belichtung« gesorgt ist, gibt es in der Tat keine Probleme. Die optimalen Bedingungen für die Eigensynthese sind aber nur im Sommer gegeben. Winterkinder haben es schwerer. Wenn schlechte Lebensbedingungen (Dunstglocken, Smog und hohe Ozonkonzentrationen etc.) dazukommen, ist eventuell noch nicht einmal im Sommer eine ausreichende Eigensynthese gewährleistet. Dunkelhäutige Kinder sind in unseren Breiten – was Vitamin D angeht – natürlich besonders benachteiligt. Die Eigensyntheserate ist bei dunkler Haut so eingeschränkt, daß eventuell sogar beim Erwachsenen Vitamin-D-Präparate ins Auge gefaßt werden müssen. Im Interesse einer optimalen Entwicklung sollte man, unter den bei uns üblichen Bedingungen, der Natur etwas nachhelfen. Maschineller Sonnenersatz durch Höhensonne und Sonnenbank ist problematisch, da eine optimale Dosierung gerade für die empfindliche Haut von Säuglingen schwierig ist.

Geringe Vitamin-D-Gaben zur Rachitisprophylaxe sind unseres Erachtens nach mit weniger Risiken behaftet. Bei gestillten Säuglingen sollten spätestens ab dem dritten Monat Vitamin-D-Tabletten verabreicht werden. Industriell hergestellte adaptierte Säuglingsnahrung enthält immer Vitamin-D-Zusätze. Wenn Ersatznahrung selbst hergestellt wird, muß spätestens ab der zweiten Woche Vitamin D zusätzlich gegeben werden. Von Stoßprophylaxe und Kombinationspräparaten (Vitamin D plus Fluor-Tabletten, siehe Kapitel 9) raten wir aber ab.

Vorsicht ist geboten bei Überdosierungen: Es kann zu Kalkablagerungen in den weichen Geweben kommen, besonders in den Nieren. Wer grundsätzlich auf eine zusätzliche Vitamin-D-Gabe verzichten will, sollte sein Kind in regelmäßigen Abständen vom Kinderarzt untersuchen lassen.

Worauf man sich beim gestillten Säugling noch verlassen kann

Beim Neugeborenen wird die Nahrungsaufnahme noch vom physiologischen Bedarf gesteuert. Das Sättigungsgefühl wird zu Beginn wahrscheinlich durch die Füllung des Magens bestimmt. Ab der sechsten Woche ist der Säugling in der Lage, den Umfang der Nahrungsaufnahme am Energieinhalt der Kost zu orientieren. Er weiß es zwar nicht, aber er kann es. Von ernergiereicher, konzentrierter Nahrung nimmt er mengenmäßig weniger zu sich als von energieärmerer.

Eine bedarfsgerechte Ernährung ist bei Säuglingen, sofern es die Nahrungsmenge betrifft, noch gesichert. Der Säugling sollte von Anfang an ad libitum, d.h. nach seinem Belieben ernährt werden. Er bestimmt die Trinkmenge und Zeit selbst. Die Muttermilch wird ja dem Bedarf angemessen produziert – das heißt, wenn das Kind viel trinkt, wird auch viel Milch nachgebildet und wenn ein Kind wenig trinkt, geht die Milchproduktion zurück. Bei Einhaltung programmierter fester Stillregeln wird dieses Regulationssystem gestört. Vom Biorhythmus hatten die Erfinder fester Stillzeiten bestimmt noch nichts gehört!

»Ad libitum« heißt aber auch, akzeptieren, wenn der Säugling plötzlich nicht mehr will oder wenn er weniger will als sonst. »Ernährung, wie es dem Säugling beliebt« wird sonst schnell »dominiert« durch die Bestrebungen der Mutter, immer gleich viel zu füttern.

Vom Stillen wird man nicht nur satt – Stillen ist mehr als Ernährung

Das Neugeborene besitzt ein nur unvollkommen entwickeltes Abwehrsystem und ist daher in höchstem Maße infektanfällig. Um das Immunsystem des Kindes zu stärken, enthält die Muttermilch ein komplex aufgebautes Schutzsystem, das sowohl den Aufbau des Abwehrsystems stimuliert als auch direkt vor Infektionen schützt. Diese Schutzstoffe sind besonders in der Vormilch (Kolostrum) enthalten. Die Gesamtheit der Wirkungen ist noch nicht vollständig erforscht, zumal zwischen den einzelnen Bestandteilen noch vielfältige Wechselwirkungen bestehen. Jeder Eingriff in dieses System, sei es in Form einer Zukost, weil die Muttermilch nicht reicht, oder in Form einer *medikamentösen Supplementation*, weil angeblich die Gefahr von Vitamin- oder Mineralmangelversorgung besteht, können sich störend auswirken. Es zeigt sich aber wieder einmal, daß Muttermilch nicht einfach kopiert werden kann, indem die einzelnen Bausteine zu einer Säuglingsanfangsnahrung zusammengesetzt werden – das Ganze ist mehr wert als die Summe seiner Teile.

Antiinfektiöse Schutzfaktoren der Muttermilch

Ein wichtiger Faktor dieses Systems ist der Aufbau einer gesunden Darmflora. Der Darm des Neugeborenen kann als steril angesehen werden, und das Verdauungssystem tritt erst nach der Geburt in Aktion. Die Darmflora bildet sich während der ersten Lebenswoche. Durch verschiedene, in der Muttermilch enthaltene Faktoren wird das Wachstum von Bifidusbakterien gefördert, die dann einen Anteil von 99 Prozent an der Bakterienflora haben. Sie sind verantwortlich für ein saures Milieu im Darm und hemmen dadurch das Eindringen und die Vermehrung von Krankheitserregern. Milchzucker aus Muttermilch wird langsamer aufgespalten und vom kindlichen Organismus aufgenommen als der aus Kuhmilch. Dadurch gelangen beim gestillten Säugling mehr gärfähige Substanzen in den Darm, welche die Bifidusflora noch unterstützen und die Verdauung regulieren. Gestillte Säuglinge erkranken wesentlich seltener an lebensbedrohlichen Durchfällen. Positiver Nebeneffekt: Auch die Windeln riechen weniger unangenehm!

Bei nichtgestillten Säuglingen bildet sich eine neutrale bis alkalische Flora, die hauptsächlich aus Kolibakterien besteht. Kuhmilch enthält zwar in geringen Mengen auch Faktoren, welche die Bifidusflora fördern, jedoch werden diese durch Erhitzen zerstört.

Neben der Bifidusflora gibt es eine Vielzahl von anderen Faktoren in der Muttermilch, welche die Infektabwehr des Säuglings erhöhen. Hierzu gehören unter anderem Immunglobuline (insbesondere das sekretorische Immunglobulin A = sIgA), T-Lymphozyten, Lysozym, Lactoferrin, und Neuraminsäure (siehe Tabelle).

Wachstumsfaktor für Bakterium Bifidum	Bacillus Bifidum hemmt die Darmbesiedelung mit Krankheitserregern durch Aufrechterhaltung eines sauren Milieus
Sekretorisches Immunglobulin A (sIgA) und andere Immunglobuline	Schützende Antikörper für Darm und Atemwege. sIgA verhindert, daß sich Bakterien an der Darmwand festsetzen und beugen dadurch Infektionen vor
Lactoperoxidase-H_2O_2-Thiocyanat-System	unterstützen die Infektabwehr im Verdauungssystem; hemmen das Wachstum von Streptokokken, Pseudomonaden und anderen Bakterien

Lysozym	beschleunigt die Auflösung von Bakterienzellwänden
Lactoferrin	hemmt Bakterienwachstum durch Eisenbindung
Makrophagen, Lymphozyten	Phagozytose (Zerstörung von Bakterien, Fremdstoffen und abgestorbenem Material durch Freßzellen = Phagozyten), Produktion von Antikörpern, Immunregulation
Neuraminsäure	hemmt das Wachstum von Bakterien und Viren. Ist in Säuglingsnahrung nicht zu finden, weil ihre Gewinnung zu kostenaufwendig ist

Eingriffe in dieses komplexe System schaden eventuell mehr als sie nützen. Gerade in den ersten Lebenswochen, in denen die Darmschleimhaut noch durchlässiger für Eiweiße ist, damit die Immunglobuline in den Körper gelangen können, sollte daher unbedingt ausschließlich gestillt werden.

Babykiller – Flaschenernährung in den Entwicklungsländern

In den Entwicklungsländern wurde, durch massive Werbekampagnen der großen Milchfirmen, die Ernährung mit der Flasche zum Statussymbol. Als Krankenschwestern getarnt und von den Milchpulverfirmen bezahlt, warben die sogenannten »Milchschwestern« für das Abstillen und den Umstieg auf die Flaschenernährung. Weil das Milchpulver für arme Familien viel zu teuer ist, wurde und wird es in der Regel gestreckt. Die Auswirkungen sind schwerwiegend – laut UNICEF sterben jede Minute zwei Kinder als Folge von Mangelernährung und Infektionen. In Ländern, wo das Wasser kaum trinkbar und Brennholz zum Abkochen knapp ist, bedeutet die Ernährung mit der Flasche Unterernährung, Diarrhöe und Tod. Zum Schutz der Säuglinge hat die Weltgesundheitsorganisation (WHO) 1981 einen Kodex verabschiedet, der das massive Werben für die Flaschenernährung und das Verteilen von Gratisproben verurteilt. Trotz eines »Waffenstillstands« zwischen der weltweiten Protestbewegung und den Milchpulverherstellern 1984, kommt es immer wieder zu Verstößen gegen die Schutzabmachungen, und das Sterben geht weiter.

Krankheiten, die seltener auftreten, wenn Säuglinge gestillt werden

Muttermilch fördert nicht nur den Aufbau einer gesunden Darmflora und der Infektabwehr. Auch verschiedene Krankheiten treten bei gestillten Kindern gar nicht bzw. seltener auf als bei nichtgestillten Kindern.

Folgende Krankheiten treten bei Muttermilchernährung nicht auf:

- Fructoseintoleranz: Muttermilch enthält keine Saccharose und keine Fructose
- Chronische Verstopfung: feste Stuhlkonsistenz, seltener Stuhlgang
- Entzündete rote Gesäßhaut (Erythema Gluteale): Die Stühle haben einen sauren pH-Wert
- Kuhmilchallergie: Muttermilch hat keine allergene Wirkung, da sie kein artfremdes Eiweiß enthält
- Zu hoher Aminosäureserumspiegel: Die Muttermilch hat ein ausgewogenes Aminosäurespektrum
- Hautentzündung durch Zinkmangel (Akrodermitis enteropathica): Bei Muttermilchernährung konnte bislang Zinkmangel nicht festgestellt werden

- Vitamin-E-Mangel: Vitamin E bildet einen Oxidationsschutz für ungesättigte Fettsäuren und Karotinoide. Ein Mangel tritt bei Muttermilchernährung selten auf.

Neben den Krankheiten, die bei gestillten Säuglingen nicht auftreten, gibt es zahlreiche Erkrankungen, unter denen die Kinder seltener leiden, wenn sie gestillt werden. Hierzu gehören:

- Plötzlicher Kindstod: Ursachen bislang ungeklärt
- Magen-Darm-Infekte: Muttermilch enthält antiinfektiöse Faktoren und stärkt die Infektabwehr
- Kalziummangel: Kalzium in der Muttermilch wird vom kindlichen Organismus optimal verwertet und steht dem Säugling in ausreichendem Maße zur Verfügung.
- Eisenmangel: Dank Lactoferrin besonders gute Ausnutzung des vorhandenen Eisens
- Säuglingsekzem: Muttermilch enthält keine artfremden Proteine
- Adipositas: Die Muttermilch ist dem kindlichen Bedarf optimal angepaßt, es besteht keine Überfütterungsgefahr

Weiterhin erkranken gestillte Kinder nicht so häufig an Diabetes mellitus, Arteriosklerose und Mundfäule. Sie sind besser geschützt vor Mittelohr- und Lungenentzündungen.

Diese Auflistung ist sicherlich nicht vollständig, denn die einzelnen Faktoren der Muttermilch sind nur unvollständig erforscht. Sie zeigt jedoch erneut: Stillen ist die beste Ernährung für den Säugling.

Durch Stillen der »gestylte Biß«

Alle Knochen sind beim Neugeborenen noch weich und (ver-) formbar. So auch die Kieferknochen.

Kinder kommen mit einer Unterkieferrücklage (Durchschnitt 6 mm) auf die Welt. Nach vier Monaten ist die Unterkieferrücklage bereits weitestgehend ausgeglichen. Verantwortlich für die Entwicklung des Unterkiefers ist der Saugmechanismus. Dabei werden die Kiefer- und Kaumuskeln beim Stillen etwa 60mal so stark beansprucht wie beim Trinken aus der Flasche. Beim Ansaugen senkt sich der Unterkiefer und schiebt sich beim Ausnuckeln der Milch nach oben und nach vorne. Diese rhythmische Längsdehnung wirkt als kräftiger Wachstumsreiz auf den Unterkiefer: Ober- und Unterkiefer sitzen am Ende richtig aufeinander, die später wachsenden Zähne haben Platz.

Vielfach benötigen gestillte Kinder auch keinen Schnuller oder Daumen, um ihre Saugbedürfnisse zu befriedigen. Hat das Kind schon Zähne, kann ständiges Saugen an Daumen oder Schnuller zu Zahnfehlstellungen führen. Je nach Verformungsgrad müssen diese Fehlstellungen später umständlich reguliert werden.

Für eine gesunde Kieferausbildung ist es deshalb wichtig, mindestens vier Monate zu stillen.

Bei uns werden zwar ca. 80 Prozent aller Säuglinge gestillt, diese Zahl schließt aber auch jene mit ein, die lediglich einige Tage Muttermilch bekommen. Nur wenige Säuglinge werden länger als drei Monate gestillt. Dabei könnten mehr als 95 Prozent aller Frauen ihre Babys im ersten Lebenshalbjahr ausschließlich mit Muttermilch ernähren.

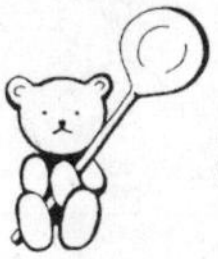

Zusammenfassung

- Muttermilch ist für den Säugling die optimale Vollwerternährung während des ersten Lebenshalbjahres.
- Stillen stellt einen innigen Kontakt zwischen Mutter und Kind her.
- Muttermilch enthält wichtige Immunstoffe zum Aufbau des kindlichen Abwehrsystems.
- Stillen ist die beste Allergieprophylaxe.
- Eine Überfütterung mit Muttermilch ist ausgeschlossen.
- Stillen Sie immer dann, wenn Ihr Baby danach verlangt.
- Stillen fördert die richtige Entwicklung des kindlichen Unterkiefers und beugt späteren Zahnfehlstellungen vor.

Fahrplan für die Ernährung von gestillten Säuglingen

Alter	Anzahl der Mahlzeiten pro Tag	Zeitlicher Abstand der Mahlzeiten	Ergänzende Hinweise	Beikost	durchschnittliche Nahrungsmenge pro Tag
1. Woche	stillen nach Bedarf, so oft der Säugling Hunger hat, direkt ab der Geburt	rund um die Uhr, Mutter und Säugling müssen sich erst aufeinander einstellen, einen Stillrhythmus gibt es noch nicht	jeweils 10 Minuten stillen	—	wenige ml in den ersten Tagen, bis zu 300 ml am Ende der ersten Woche
2.–3. Woche	ca. 7 Stillmahlzeiten	ca. alle 3 Stunden, z.B. 6, 9, 12, 15, 18, 21 Uhr und einmal nachts	jeweils 15 Minuten stillen	—	ca 450 bis 650 ml
4.–8. Woche	ca. 6 Stillmahlzeiten	ca. alle 4 Stunden, z.B. 6, 10, 14, 18, 22 Uhr und einmal nachts	jeweils 15 Minuten stillen	—	ca. 650 bis 800 ml
3.–4. Monat	ca. 5 Stillmahlzeiten	ca. alle 4–5 Stunden, z.B. 6, 10, 14, 18, 22 Uhr und allmähliches Auslassen der Nachtmahlzeit	jeweils 15 Minuten stillen	—	ca. 750 bis 850 ml

5.–6. Monat	ca. 5 Stillmahlzeiten	ca. alle 4–5 Stunden	jeweils 15 Minuten stillen	Jetzt kann mit ersten Beikostversuchen begonnen werden z.B. Beispiel einige Teelöffel gedünstete und passierte Möhren oder püriertes Obst	ca. 800 bis 900 ml
7. Monat	3 Stillmahlzeiten	z.B. 6, 18, 22 Uhr	jeweils 15 Minuten stillen	Zur Unterstützung des Zahnens was zum Beißen, z.B. Brotkanten	ca. 900 g
	Beikostmahlzeit	z.B. 12 Uhr	Beikostmahlzeit, anfangs eventuell noch zustillen; die Beikost gewinnt an Bedeutung, die Muttermilch verringert sich automatisch bei sinkender Nachfrage	Gemüse-Kartoffel-Brei (150–200 g)	
	2 Beikostzwischenmahlzeiten	z.B. 9, 15 Uhr		Obstmus (5–10 Teelöffel)	
	Getränke	nach Bedarf		Wasser oder ungesüßte Kräuter- und Früchtetees	
8. Monat	2 Stillmahlzeiten	z.B. 6, 20 Uhr	Muttermilch wird langsam zur Beikost und die Beikost zur Hauptkost. Die Mahlzeiten können langsam dem Rhythmus der Familie angeglichen werden		

Alter	Anzahl der Mahlzeiten pro Tag	Zeitlicher Abstand der Mahlzeiten	Ergänzende Hinweise	Beikost	durchschnittliche Nahrungsmenge pro Tag
Forts. 8. Monat	2 Beikostmahlzeiten	z.B. 12, 16 Uhr		Gemüse-Kartoffel-Brei, gekochter Getreidebrei mit Obst	
	1 Beikostzwischenmahlzeit	z.B. 9 Uhr		Obstmus	
	Getränke	nach Bedarf		Wasser oder ungesüßte Kräuter- und Früchtetees	900 g
9.–12. Monat	1 Stillmahlzeit	z.B. 7 Uhr	Möglicherweise stillt sich der Säugling in dieser Zeit selber ab, ansonsten entscheidet die Mutter, wann der richtige Zeitpunkt gekommen ist. Beikost wird Hauptkost		
	3 Hauptmahlzeiten	z.B. 12, 16, 20 Uhr		1. Gemüse-Kartoffel-Brei, 2. Müsli mit Obst, 3. Frischer Rohkostbrei	
	2 Zwischenmahlzeiten	z.B. 9, 14 Uhr		Obstmus, insgesamt ca. 400 ml Vollmilch anstelle von Mutter-	1000 g

	Getränke	nach Bedarf		Wasser oder ungesüßte Kräuter und Früchtetees	
2. Lebensjahr	volle Anpassung an die Essenszeiten der Erwachsenen	nach Familiengewohnheiten	modifizierte Erwachsenenkost, Stillen ist nach Bedarf weiterhin möglich, ansonsten Vollmilch geben	Vollwerternährung wie für Erwachsene, evtl. modifiziert; ca. 400 ml Vollmilch täglich anstelle von Muttermilch	
	Getränke	nach Bedarf		Wasser oder ungesüßte Kräuter- und Früchtetees	

Die Rezepte zu den aufgeführten Beikostmahlzeiten finden Sie auf den folgenden Seiten.

Die Beikostrezepte auf einen Blick

Gemüse-Kartoffel-Brei

100g Möhren (oder anderes Gemüse) dünsten, zerkleinern
50 g Kartoffeln dünsten, pellen und zerkleinern
1 Eßlöffel Keimöl oder Süßrahmbutter im Wechsel hinzugeben und das Ganze fein pürieren

Dieser Brei kann auch mit Gemüsearten wie Blumenkohl, Fenchel, Kohlrabi, Kürbis, Pastinake, Zucchini etc. zubereitet werden. Jedoch reicht dem Säugling oft eine kleine Auswahl. Bei jeder Mahlzeit sollte auch nur eine Gemüseart verwendet werden.

Obstmus (Zwischenmahlzeit)

100 g einer Obstart, z. B. Apfel, Birne, Aprikose, Pfirsich zerkleinern
1 Eßlöffel Nußmus (Mandel- oder Haselnußmus) hinzufügen
wenn nötig etwas Wasser dazugeben und alles pürieren – fertig

Gekochter Getreidebrei mit Obst

1–2 Eßlöffel Reis, Hirse, Hafer oder Dinkel fein mahlen und in wenig Wasser aufkochen
Obstmus wie oben untermischen

Es gibt mittlerweile auch alle geeigneten Getreidearten als Instantflocken mit aufgeschlossener Getreidestärke und in kontrolliert biologischer Qualität in Bioläden und gut sortierten Drogerien zu kaufen. Sie sind eine sehr praktische Alternative, wenn es keine Getreidemühle im Haushalt gibt oder wenn es mal schnell gehen soll.

Müsli mit Obst

1–2 Eßlöffel Getreide nach Wahl zu Flocken quetschen oder mahlen (je älter das Kind, desto weniger fein) und in wenig Wasser bis zu 1 Stunde einweichen. Anschließend mit Obstmus vermischen.

Frischer Rohkostbrei

150–200 g von ein bis zwei Gemüsesorten (z.B. Blumenkohl, Fenchel, Kürbis, Kohlrabi, Möhre, Pastinake, Zucchini, Zukkermais) im Mixer zerkleinern
1 Eßlöffel Keimöl hinzufügen, bei Bedarf noch etwas Obstmus unterrühren.

Getränke

Wasser wird von den meisten Kindern als Durstlöscher geschätzt. Es sollte kohlensäurearmes bzw. stilles Wasser mit dem Zusatz »für die Säuglingsernährung geeignet« ausgewählt werden.

Ungesüßte Kräuter- oder Früchtetees können aus Hagebutten, Malven, Fenchelsamen, Apfelschalen zubereitet werden, es werden auch fertige ungesüßte Kinderteemischungen im Handel angeboten. Ein Teelöffel zerstoßene Samen oder Früchte mit einer Tasse kochendem Wasser übergießen und 10 Minuten ziehen lassen.

4 Ernährung mit Muttermilchersatznahrung

Wenn sie Ihr Baby nicht stillen können oder möchten, besteht die Möglichkeit, es mit industriell hergestellter oder selbstzubereiteter Ersatznahrung zu füttern. Vorbild für diese Nahrungen ist immer die Muttermilch (sie ist ganz besonders auf die Bedürfnisse des Neugeborenen abgestimmt und kann nicht gleichwertig kopiert werden). Die Grundlage dieser Nahrungen ist meist die Kuhmilch. Wie eine Ersatznahrung zusammengesetzt sein muß, darüber geben die Richtlinien der Deutschen Gesellschaft für Kinderheilkunde Auskunft. Diese Richtlinien werden laufend den aktuellen wissenschaftlichen Erkenntnissen angepaßt. Sie entsprechen weitgehend den Empfehlungen der Europäischen Gesellschaft für pädiatrische Gastroenterologie und Ernährung (ESPGAN), die für ganz Europa Richtlinien erstellt. Seit der Einführung des EG-Binnenmarktes 1993 gilt in Deutschland als gesetzliche Grundlage die »Direktive der Europäischen Gemeinschaft über Säuglingsnahrung«.

Kuhmilch als Basis für die Ersatznahrung

Kuhmilch eignet sich aufgrund ihrer Zusammensetzung nicht ohne weiteres zur Säuglingsernährung. Sie unterscheidet sich erheblich von der Muttermilch. Um sie für die Ernährung des Babys brauchbar zu machen, muß sie an die Muttermilch »adaptiert«, das heißt angepaßt werden. Diese Adaption wird sowohl bei der Herstellung industrieller Produkte als auch bei der Selbstzubereitung von Säuglingsmilchnahrung durchgeführt. Unterschiede zwischen Muttermilch und Kuhmilch bestehen hauptsächlich beim Protein, bei der Fettsäurenzusammensetzung und beim Mineralstoffgehalt (siehe auch Kapitel 3).

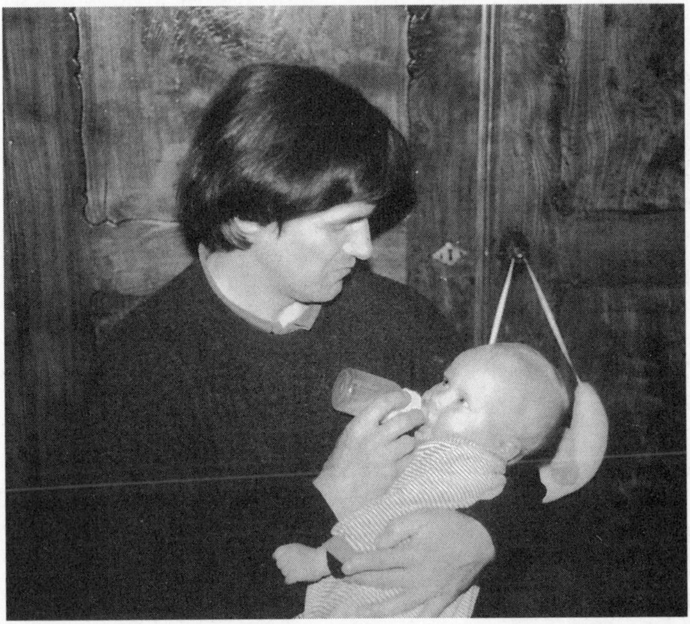

Protein

Der Eiweißgehalt der Kuhmilch ist sehr hoch und würde die noch nicht ausgereiften Nieren des Babys überlasten. Durch Verdünnung mit Wasser um 50 Prozent wird dieser Wert zur

Hälfte reduziert. In Muttermilch wie auch in Kuhmilch kommen verschiedene Proteinfraktionen vor, die in Casein und Molkenproteine eingeteilt werden. Das Verhältnis Molkenproteine zu Casein ist in Muttermilch 60:40, in Kuhmilch dagegen circa 20:80. Nach der neuen EG-Richtlinie muß dieses Verhältnis auf 50:50 angeglichen werden.

Kohlenhydrate

Durch die Verdünnung der Kuhmilch wird nicht nur der Gehalt an Proteinen reduziert, sondern auch alle anderen Nährstoffe werden verringert. Bei den Mineralstoffen ist diese Verminderung erwünscht, Fett und Kohlenhydrate müssen jedoch wieder hinzugefügt werden. Da die Muttermilch als einziges Kohlenhydrat Milchzucker (Lactose) enthält, scheint diese Zugabe zur Säuglingsanfangsnahrung am sinnvollsten. Leider dürfen industriell gefertigten Milchnahrungen mittlerweile auch andere Zucker zugesetzt werden – zu verdanken ist dieser Rückschritt der vereinheitlichten Gesetzgebung der Europäischen Union.

Fett

Muttermilch enthält einen hohen Anteil an Linolsäure, eine ungesättigte Fettsäure, die für die Ernährung sehr wichtig ist. In Kuhmilch sind dagegen hauptsächlich gesättigte Fettsäuren, z.B. Butterfett, enthalten. Darum sollte die notwendige Fettzugabe aus hochwertigen Fetten mit ungesättigten Fettsäuren bestehen.

Durch die Adaption kann die Kuhmilch zwar in den Nährstoffgehalten der Muttermilch angeglichen werden, einen Ersatz für die vielen wichtigen Immunstoffe, die der Säugling mit der Muttermilch aufnimmt, gibt es allerdings nicht.

Die verschiedenen Säuglingsmilchprodukte

Das Angebot der verschiedenen Hersteller für Säuglingsersatznahrungen scheint zunächst verwirrend, da es eine Vielzahl von Produkten auf dem Markt gibt. Durch die neue EG-Richtlinie hat sich bei der Säuglingsnahrung einiges verändert. Die Bezeichnungen »adaptiert« und »teiladaptiert« gibt es in ihrer bisher bekannten Bedeutung jetzt nicht mehr. Steht »adaptiert« auf der Packung, so bezieht sich diese Angabe lediglich auf den Proteingehalt. Dieser darf nicht höher als 2,5 g/100 ml sein. Heute findet man auf den Packungen die Bezeichnungen »Säuglingsanfangsnahrung« mit den Zusätzen »pre« oder »1« und »Folgenahrung« mit der Ziffer »2«. Was bedeuten diese Bezeichnungen?

Säuglingsanfangsnahrung

Eine Babynahrung mit dieser Bezeichnung ist der Muttermilch angepaßt und von Anfang an für das Baby als Ersatznahrung geeignet. Die Zusammensetzung der Anfangsnahrung ist gesetzlich festgelegt. Wird sie aus Kuhmilch hergestellt, heißt sie Säuglingsmilchnahrung. Neben Kohlenhydraten wird die Anfangsnahrung mit Fetten, Vitaminen und Mineralstoffen angereichert. Neben dem Milchzucker (Lactose) sind heute auch Zusätze mit anderen Kohlenhydraten erlaubt. Es werden Maltose, Saccharose, Maltodextrine, Glucosesirup und glutenfreie Stärke eingesetzt. Der Einsatz dieser Energieträger ist negativ zu bewerten. Auf der einen Seite, weil die Flaschenmilch häufig süßer schmeckt als Muttermilch und das Baby sich von Anfang an eine höhere Süßschwelle gewöhnt. Auf der anderen Seite können Unverträglichkeiten auftreten, wie z.B. Fructoseintoleranz (Fructose ist in Saccharose enthalten).

Die deutschen Hersteller teilen ihre Produkte zur Vereinfachung in zwei Gruppen ein. Säuglingsanfangsnahrung mit dem Zusatz »pre« entspricht dabei den früheren adaptierten Milchen und wird mit Lactose als einzigem Kohlenhydrat hergestellt. Diese Milch entspricht der Muttermilch am ehesten und kann dem Baby wie die Muttermilch nach Bedarf gegeben werden. Eine Überfütterung ist bei dieser Nahrung ausgeschlossen. Wichtig ist es, die Flaschennahrung genau nach Vorschrift anzurühren und sie nicht eigenmächtig anzureichern.

Die zweite Gruppe der Anfangsnahrung wird mit der Ziffer »1« gekennzeichnet. Sie enthält neben dem Milchzucker noch andere Kohlenhydrate und entspricht den früheren teiladaptierten Nahrungen. Durch den Zucker- oder Stärkeanteil wird die Milch dickflüssiger und hält länger satt. Da sie in ihrer Zusammensetzung aber schon stärker von der Muttermilch abweicht, sollte sie nicht vor dem fünften Monat gegeben werden. Eine Überfütterung mit dieser Nahrung ist schon eher möglich. Zwingen Sie deshalb Ihr Baby nie, die Flasche leer zu trinken, wenn es ablehnt. Denn Babys haben noch ein gesundes Hunger- und Sättigungsverhalten. Wir halten die Säuglingsnahrung »1« für unnötig. Wenn man mit »pre« anfängt, sollte man auch bei »pre« bleiben, bis die Beikost eingeführt wird.

Folgenahrung

Folgenahrungen werden angeboten, weil man einen zu frühen Einsatz von Vollmilch vermeiden möchte. Diese ruft im ersten Lebensjahr häufiger allergische Reaktionen hervor. Folgemilch wird mit der Ziffer »2« gekennzeichnet und gleicht in ihrer Zusammensetzung der Muttermilch am wenigsten. Sie enthält mehr Eiweiß, Kohlenhydrate und Mineralstoffe. Deshalb sollte sie nicht vor dem fünften Monat eingesetzt werden. In der Regel ist diese Milchnahrung völlig überflüssig, da statt der Vollmilchmahlzeiten (bei Verdacht auf Unverträglichkeit der Kuhmilch) ebensogut die Säuglingsanfangsnahrung »pre« oder »1« bis zum Ende des ersten Lebensjahres gefüttert werden kann.

Hypoallergen-Nahrung

Eine weitere Gruppe der Säuglingsnahrung ist die sogenannte »HA-Nahrung«. Hierbei handelt es sich um eine allergenarme (hypoallergene = HA) Milchnahrung, die besonders für allergiegefährdete Kinder entwickelt wurde. Sie enthält Molkenproteine der Kuhmilch, aber kein Casein. Casein ist auch der Eiweißanteil, welcher am häufigsten eine Allergie auslöst.

Am besten wäre es jedoch, allergiegefährdete Kinder sechs Monate lang voll zu stillen. Erst wenn das nicht möglich ist, sollte mit dem Kinderarzt Rücksprache gehalten werden, ob der Einsatz einer HA-Nahrung erforderlich ist. Näheres zu Allergien siehe Kapitel 6.

Hier noch einmal die Ersatznahrungen im Überblick:

Säuglingsanfangsnahrung »pre«	enthält als einziges Kohlenhydrat Lactose und kann vom ersten Tag an gefüttert werden
Säuglingsanfangsnahrung »1«	enthält neben Lactose noch andere Kohlenhydrate und ist deshalb für den jungen Organismus belastender
Folgenahrung »2«	enthält mehr Eiweiß, Fett und Kohlenhydrate, ist Muttermilch am wenigsten ähnlich
HA-Nahrung	hypoallergene Nahrung für Babys, die aufgrund ihrer Familiengeschichte eine Dispositon für Allergien haben

Wichtige rechtliche Grundlagen für die industriell gefertigte Ersatznahrung

Die im Handel angebotenen Nahrungsmittel für gesunde und kranke Säuglinge unterliegen rechtlich der Verordnung über diätetische Lebensmittel, kurz Diätverordnung. Diätetische Lebensmittel sind solche, die »für eine besondere Ernährung bestimmt« sind, also auch für die speziellen »Ernährungserfordernisse ... von gesunden Säuglingen oder Kleinkindern«. Diese Lebensmittel dürfen, sofern sie nicht »an Ort und Stelle« verzehrt werden, nur in Fertigverpackungen vertrieben werden (§ 3, Abs. 1).

In der Diätverordnung sind neben allgemeinen Vorschriften auch die für diätetische Lebensmittel zugelassenen Zusatzstoffe und Sondervorschriften für bestimmte Lebensmittel geregelt.

Interessant ist, daß in dem Abschnitt der Diätverordnung, der Zusatzstoffe festlegt, zwar Aussagen über Leitungswasser gemacht werden, dieses aber nicht als Zusatzstoff im Sinne dieser Verordnung gilt. Offensichtlich ist man sich darüber im klaren, daß der Großteil der Fertignahrungen nur unter Zusatz von Wasser in einen verzehrfähigen Zustand gebracht werden kann. Somit ist Wasser ein Zusatzstoff mit großer Bedeutung, gerade wenn es um die Zubereitung von diätgeeigneten Lebensmitteln und natürlich um die pulverförmigen Säuglingsnahrungen geht. Leitungswasser ist bekanntlich sehr unterschiedlich zusammengesetzt (siehe Kapitel 4), doch in der Diätverordnung wird dieser wichtige »Zusatzstoff« mit einer Ausschlußklausel unter den Teppich gekehrt.

Für Säuglings- und Kleinkindernahrungen sind die mengenmäßigen Zusätze von Vitaminen und Mineralstoffen ebenfalls in der Diätverordnung geregelt. Weiterhin dürfen bestimmte Zusatzstoffe eingesetzt werden, wenn sie einem technologischen Zweck dienen. Man kann also nicht davon ausgehen, daß Säuglingsnahrungen frei von Zusatzstoffen sind!

Zu den Sondervorschriften diätetischer Lebensmittel für Säuglinge und Kleinkinder gehören folgende Anforderungen:

- Sie dürfen, soweit andere lebensmittelrechtliche Vorschriften keine strengere Regelung treffen, an Pflanzenschutzmitteln jeweils nicht mehr als 0,01 mg/kg enthalten.
- Ihr Gehalt an Nitrat darf im verzehrfertigen Produkt nicht mehr als 250 mg/kg betragen.

Außerdem bestehen strenge Vorschriften für die Qualität der verwendeten Ausgangsstoffe.

Noch ein Wort zu den Grenzwerten:

Die Meßgenauigkeit und Nachweisempfindlichkeit von Prüf- und Meßgeräten ist heutzutage sehr hoch. Es ist möglich, eine Substanz von 0,01 mg/kg Lebensmittel nachzuweisen. Dieser Wert wird als »analytische Nulltoleranz« bezeichnet. Das bedeutet konkret, daß Werte unterhalb von 0,01 mg/kg Lebensmittel nicht nachweisbar sind und deshalb für den Gesetzgeber keine Rolle mehr spielen. Grenz- und Richtwerte sind nicht absolut zu setzen. Sie beinhalten auch immer das technologisch Machbare und nicht ausschließlich das Wohlbefinden des Individuums!

Seit in der Europäischen Union der grenzenlose Binnenmarkt existiert (1993), sind aber für uns nicht nur das nationale Lebensmittelrecht und seine Diätverordnung bindend, sondern auch die Richtlinien der Europäischen Kommission. Nicht immer orientieren sich diese Richtlinien an den strengsten Gesetzen eines Mitgliedstaates, sondern sind meistens als Minimalkonsens aufzufassen. So auch die Richtlinie der Kommission über Säuglingsanfangsnahrung und Folgenahrung. Sie bedeutet nicht unbedingt einen Fortschritt. Die wichtigsten Änderungen seien hier kurz zusammengefaßt:

- Wegfall der vorher üblichen Bezeichnung »adaptiert« und »teiladaptiert« und Einführung der Begriffe »Säuglingsanfangsnahrung« und »Folgenahrung«.
- Veränderung des Molkenprotein-Casein-Verhältnis von 60:40 auf 50:50
- Zulassung von weiteren Kohlenhydraten neben Lactose in Säuglingsanfangsnahrungen. Es dürfen außerdem Maltose, Saccharose, Maltodextrine, Glucosesirup, vorgekochte oder gelatinierte Stärke verwendet werden.
- Es fehlen Grenzwerte für toxische oder gesundheitsschädliche Substanzen. Mikrobiologische Kriterien sollen zu einem späteren Zeitpunkt festgelegt werden.

Gerade in der Gesetzgebung des EU-Binnenmarktes ist die Wahrscheinlichkeit hoch, daß sich in den folgenden Jahren immer wieder etwas ändert, da diese gemeinsame gesetzliche Grundlage noch in den Kinderschuhen steckt. Wichtig ist es hier also, Augen und Ohren offen zu haben und die Zutatenetiketten immer genau zu lesen!

Selbst hergestellte Muttermilchersatznahrung

Auch die selbstzubereitete Flaschennahrung ist immer nur eine Ersatznahrung für das Baby. Die natürliche Ernährung während des ersten Lebenshalbjahres ist immer das Stillen. Trotzdem kann es gute Gründe geben, die Flaschennahrung selber herzustellen. Der wichtigste ist wohl der Kostenfaktor.

Mediziner raten von der Selbstzubereitung der Säuglingsnahrung grundsätzlich aus folgenden Gründen ab:

- Die industriell gefertigte Säuglingsnahrung ist der Muttermilch in ihrer Nährstoffzusammensetzung besser angepaßt.
- Die Zubereitung der Nahrung erfordert viel Disziplin, da die geringen Mengen genau abgewogen werden müssen

und die Anreicherung der Kuhmilchverdünnung mit Fett und Lactose nicht unterlassen werden darf. Bei Unachtsamkeit kann es zur Fehlernährung kommen.

- Analysedaten über den genauen Gehalt an Vitaminen, Mineralstoffen und Spurenelementen liegen nicht vor.
- Da der Arbeitsaufwand höher ist, erliegen die Mütter und Väter der Gefahr »auf Vorrat« zu kochen, was ein Hygienerisiko beinhaltet.
- Die verwendeten Milchsorten und die restlichen Zutaten unterliegen nicht den Vorschriften der Diät-Verordnung, wie es bei industriell gefertigten Säuglingsnahrungen der Fall ist. So kann die selbstzubereitete Nahrung nicht in der immer gleichbleibenden Qualität hergestellt werden, wie es bei ihrem industriellen Pendant der Fall ist.

Trotzdem ist auch das Selberkochen durchaus möglich. Eltern, die sich hierzu entscheiden, sollten sich auch nicht völlig verunsichern lassen. Wichtig ist jedoch, hygienisch und genau nach Rezept zu arbeiten.

Auch beim Selberkochen muß die Milchnahrung an den Bedarf des Säuglings adaptiert werden. Bewährt hat sich folgende Zubereitung:

Rezeptur für eine Halbmilch nach Droese und Stolley

- 50 ml pasteurisierte Vollmilch
- 50 ml Wasser
- 4 g Lactose
- 2,5 g Stärke
- 1,5 g Keimöl
- Ab der sechsten Lebenswoche zusätzlich in jede Flasche 2 ml Möhrensaft und Orangen- oder Apfelsaft geben.

Milch und Wasser werden gemischt und mit Lactose und Stärkezusatz aufgekocht. Anschließend wird mit dem Mixer oder Schneebesen das Keimöl eingerührt.

Statt reiner Stärke können auch Reisschleim, Reisflocken oder Hirseflocken eingesetzt werden. Diese gibt es mit bereits aufgeschlossener Getreidestärke extra für die Säuglingsnahrung im Bioladen oder gut sortierten Drogeriemarkt zu kaufen. Meistens sind es Instantprodukte, die nicht mehr extra aufgekocht werden müssen.

Der Gehalt der Halbmilch an Vitamin A und Vitamin C reicht schon im zweiten Lebensmonat für eine gesunde Entwicklung des Babys nicht mehr aus. Deshalb müssen ab der sechsten Woche möglichst frisch gepreßte Säfte zusätzlich in die Flasche gegeben werden.

Während der ersten Lebenswoche trinken die Babys erfahrungsgemäß sehr wenig, egal ob sie gestillt werden oder Ersatznahrung bekommen. Deshalb sollten Sie Ihr Kind nicht zwingen, direkt eine ganze Flasche leer zu trinken. Wenn das Baby Hunger hat, meldet es sich schon wieder. Die folgende Tabelle gibt eine Orientierungshilfe, welche Mengen in den ersten Lebensmonaten getrunken werden (in Anlehnung an die Empfehlungen der Firma runge Nahrungsmittel GmbH).

Alter	Flaschen pro Tag	Menge pro Flasche (ml)	Vollmilch (ml)	Wasser (ml)	Stärke oder Getreideschleim (g)	Lactose (g)	Keimöl (g)	Saft (ml)
2. Woche	5	100	50	50	2,5	4	1,5	—
3. Woche	5	120	60	60	3	5	2	—
4. Woche	5	140	70	70	3,5	5,5	2	—
6. Woche	5	140	70	70	3,5	5,5	2	1,5

Alter	Flaschen pro Tag	Menge pro Flasche (ml)	Vollmilch (ml)	Wasser (ml)	Stärke oder Getreideschleim (g)	Lactose (g)	Keimöl (g)	Saft (ml)
7. Woche	5	160	80	80	4	6,5	2,5	3
3. Monat	5	180	90	90	4,5	6	3	4
4. Monat	4	200	100	100	7,5	5	3	5
5. Monat	4	200	100	100	7,5	5	3	6
6. Monat	2	220	220	—	7,5	5	—	6

Die Beikost muß bei Babys, die mit Ersatznahrung gefüttert werden, früher als bei Stillkindern eingeführt werden. Empfohlen wird, im fünften Monat mit dem ersten Brei zu beginnen. Wie die Ernährung im ersten Lebensjahr für Flaschenkinder aussieht, zeigt der Ernährungsplan ab Seite 78.

Von anderen Muttermilchersatznahrungen wie unverdünnte Kuhmilch, Frischkorn-, Soja- oder Mandelmilch raten wir ab, da der kindliche Organismus durch diese unangepaßte Nahrung überfordert und unzureichend versorgt wird.

Was bei der Zubereitung der Muttermilchersatznahrung zu beachten ist

Bei der Herstellung der Säuglingsmilch aus Pulver müssen die vorgegebenen Mengen genau eingehalten werden, da sonst die Gefahr einer Über- oder Unterfütterung des Säuglings droht. Wird hier nach der Devise »Viel hilft viel« verfahren, legt man möglicherweise den Grundstein für Unverträglichkeiten und für eine spätere Fettsucht. Das zu hoch konzentrierte Fläschchen bedeutet auch eine Gefahr für den Wasserhaushalt des Säuglings, da seine zu kalorienhaltige Mahlzeit zu wenig Flüssigkeit enthält.

Ebenso kritisch ist eine Unterdosierung zu sehen. Das Kind bekommt gemessen an der aufgenommenen Menge zu wenig Energie pro Mahlzeit und wird sich schon nach kurzer Zeit wieder melden.

Achten Sie deshalb darauf, die vorgeschriebenen Dosierungsvorschriften genauestens einzuhalten.

Um die Anzahl bakterieller Keime nicht ungebührlich in die Höhe zu treiben, sollte auf folgendes geachtet werden:

- Legen Sie Wert auf hygienische Arbeitsbedingungen, das heißt vor allem: Waschen Sie sich vorher die Hände, und achten Sie auf die Sauberkeit ihrer Küchenutensilien;
- Flasche und Schnuller vor dem Füttern abkochen;
- das Wasser fürs Fläschen immer abkochen;
- jede Mahlzeit frisch zubereiten;
- Nahrungsreste nicht aufbewahren, auch nicht im Kühlschrank.

Als Muttermilchersatznahrung reicht eigentlich eine einzige Säuglingsanfangsnahrung aus. Ein dauernder Wechsel der Geschmacksvielfalt wegen ist nicht nötig. Einzige Ausnahme ist das Auftreten einer Allergie (hierzu finden Sie in Kapitel 6 weiterführende Informationen).

Um Karies zu vermeiden, muß darauf geachtet werden, daß bei der üblichen Temperatur- und Geschmackskontrolle kein Kontakt der elterlichen Mundflora mit der des Kindes stattfindet, um die Übertragung von kariogenen Bakterien (Streptokokkus mutans) auf das Kind zu verhindern. Deshalb immer einen anderen Löffel zum Abschmecken nehmen und bei der Flaschenfütterung ein wenig des Inhalts auf den Handrücken oder auf die Innenseite des Handgelenks tropfen. Für Glasflaschen hat sich auch der sogenannte »Augenlidtest« bewährt. Drücken Sie den unteren Flaschenteil gegen Ihr Augenlid, um die Temperatur zu prüfen.

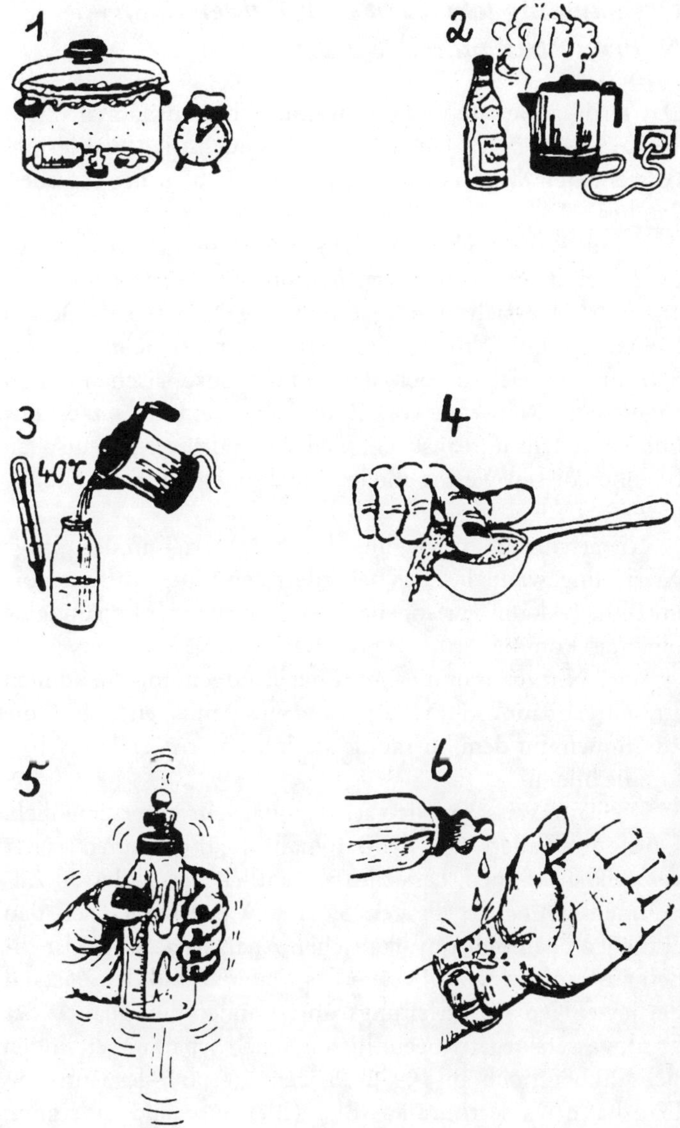
1
2
3
40°C
4
5
6

Der Säugling lebt nicht vom Pulver allein – Nahrungsbestandteil Wasser

Das fertig zubereitete Nahrungsmittel besteht zum größten Teil aus Wasser. Es leuchtet ein, daß auch die Qualität des verwendeten Wassers für eine gesunde Ernährung entscheidend ist.

Leider eignet sich unser Trinkwasser immer weniger für die Zubereitung von Säuglingsnahrung. Besonders kritisch zu sehen ist der sich ständig erhöhende Nitratwert. Der in Deutschland für Nitrat gültige Grenzwert von 50 mg/l ist für den Säugling viel zu hoch, der von der Europäischen Union angestrebte Richtwert von 25 mg/l hat keine Gesetzeskraft und ist zudem unrealistisch, weil die Hälfte aller deutschen Brunnen diesen Wert schon jetzt nicht mehr einhalten könnten.

Nitrat wird beim Säugling durch Bakterien in das giftige Nitrit umgewandelt. Dies behindert den Sauerstofftransport im Blut. Es kann zur sogenannten Blausucht (Methämoglobinämie) kommen.

Wird Nitrat zusammen mit Eiweiß aufgenommen, können aus den Abbauprodukten des Eiweißes Amine entstehen, die zusammen mit dem Nitrat die stark krebserregenden Nitrosamine bilden.

Die Trinkwasserqualität ist regional sehr unterschiedlich. Ob Sie zur Zubereitung der Babynahrung Ihr Leitungswasser verwenden können, hängt im wesentlichen von dessen Zusammensetzung ab. Fragen Sie Ihr Wasserwerk nach den aktuellen chemisch-physikalischen Analysedaten – es ist Ihnen auskunftspflichtig! Auch das Material und der Zustand der jeweiligen Wasserleitungsrohre können die Qualität des Trinkwassers negativ beeinflussen. Nach Schätzungen finden sich immer noch in 10–20 Prozent der bundesdeutschen Haushalte Wasserrohre aus Blei. (Bleirohre sind silbergrau, sehr biegsam, meist in einem Stück verlegt und klingen beim Draufschlagen dumpf.) Eine überhöhte Bleiaufnahme kann zu chronischen Vergiftungen führen. Die Kleinsten sind wieder einmal am gefährdetsten.

Kann Ihr Leitungswasser die unten aufgeführten Werte einhalten, ist es für die Zubereitung der Babynahrung geeignet. Werden ein oder mehrere Werte überschritten, so sollte für die Kinderernährung ein Mineralwasser eingesetzt werden.

Verwenden Sie aber nur Mineralwässer mit dem Aufdruck »Geeignet für die Zubereitung von Säuglingsnahrung«. Diese Marken haben einen sehr niedrigen Nitratgehalt, und die Mineralstoffe sind in so geringen Mengen enthalten, daß die Nieren des Säuglings nicht überlastet werden.

Werte, die in der Mineralwasser-Verordnung (MinTafwV) für die Zubereitung von Säuglingsnahrung fixiert sind:

Nitrat	Nitrit	Fluorid	Sulfat	Natrium
10 mg/l	0,02 mg/l	1,5 mg/l	240 mg/l	20 mg/l

Abweichende Höchstmengenempfehlungen der Deutschen Gesellschaft für Kinderheilkunde:

Sulfat	Mangan
200 mg/l	0,2 mg/l

Die Empfehlung der Ernährungskommission der Deutschen Gesellschaft für Kinderheilkunde fordert zusätzlich noch die Beschränkung von Mangan auf 0,2 mg/l. Dieser Wert wird, nach Auskunft des Verbandes Deutscher Mineralbrunnen, von den für die Säuglingsernährung ausdrücklich gekennzeichneten Mineralwässern eingehalten, auch wenn in der Regel Angaben zu diesem Ion auf dem Etikett fehlen. Im Zweifelsfall sollten die Abfüller angeschrieben und die fehlenden Analysedaten angefordert werden. Für die Sulfate streben die Dortmunder Wissenschaftler einen niedrigeren Wert an als in der Mineralwasser-Verordnung vorgesehen.

Wenn Sie Ihrem Kind Fluoridtabletten geben, sollte das Mineralwasser außerdem nicht mehr als ein Milligramm Fluorid pro Liter enthalten, sonst besteht die Gefahr einer Überdosierung.

Bei der Wahl des richtigen Mineralwassers sollten Sie auch darauf achten, daß es sich nach Möglichkeit um eine regionale Quelle handelt – selbstverständlich in der Mehrwegflasche. Das spart Transportwege und hilft der Umwelt. Wenn Sie wissen möchten, welche der insgesamt 350 verschiedenen Mineralwässer für die Säuglingsernährung geeignet sind, können Sie sich vom Verband Deutscher Mineralbrunnen ein Verzeichnis schicken lassen (Adresse im Anhang).

Dringend raten wir Ihnen von der Verwendung destillierten Wassers ab. Destilliertes, also mineralienfreies Wasser, entzieht dem Körper in großem Umfang Mineralien, die dann über Schweiß und Urin ausgeschieden werden. Mögliche Folgen einer Unterversorgung mit Mineralsalzen sind Zellschädigungen und Funktionsstörungen wichtiger Organe.

Nicht zu empfehlen sind ebenfalls Heilwässer. Bei diesen Wässern handelt es sich um frei verkäufliche Arzneimittel, die in der Regel einen besonders hohen Anteil an bestimmten wirksamen Bestandteilen wie z.B. Jod, Eisen oder Schwefel haben. Einige Heilwässer sind deshalb aufgrund ihrer Zusammensetzung nicht besser als Leitungswasser und haben in der Kinderernährung nichts zu suchen.

Die wichtigsten Kationen und Anionen in natürlichen Mineralwässern

Mineralsalze zerfallen in Wasser in ihre Bestandteile – sogenannte Ionen. Anionen sind die negativ geladenen und Kationen die positiv geladenen Ionen. Die Kennzeichnung der Ionen auf dem Etikett sieht in der Regel so aus:

Kationen	**Anionen**
Natrium Na^{+}	Chlorid Cl^{-}
Calcium Ca^{2+}	Flourid F^{-}
Eisen Fe^{2+} oder Fe^{3+}	Jodid J^{-}
Kalium K^{+}	Hydrogencarbonat HCO_3^{-}
Magnesium Mg^{2+}	

Die Angaben »enteisent« und »entschwefelt« weisen auf den Entzug dieser Inhaltsstoffe hin. »Stilles Wasser« oder »stille Quelle« sind Bezeichnungen für Mineralwässer, denen die Kohlensäure vollständig oder teilweise entzogen wurde oder die von Natur aus kohlensäurearm sind.

Wasserfilter

Das Geschäft mit den Wasserfiltern boomt. Immer mehr Verbraucher versuchen das »schlechte« Trinkwasser mit einem Wasserfilter nachzubessern. Die gängigsten Verfahren zur Wasseraufbereitung in kleinen Tischgeräten sind Ionenaustauscher und Aktivkohlefilter, die häufig auch kombiniert in Geräten eingesetzt werden. Laut Bundesgesundheitsamt (BGA) sind Kleinfilter zur Wasseraufbereitung im Haushalt grundsätzlich nicht erforderlich. Für das Ausfiltern von Nitrat, Blei und Pestiziden sind Tischfilter keine zuverlässige Lösung, denn sie zeigen die Erschöpfung ihrer Austauschkapazität nicht an, und wer weiß schon genau, wieviel Liter bereits mit der jeweiligen Filterpatrone gefiltert wurden. Sind die Austauschplätze verbraucht, gelangen die unerwünschten

Mineral- oder Giftstoffe ungefiltert durch den Filter in den Sammelbehälter.

Die Ionenaustauscher dieser Filter geben außerdem zum Teil solche Ionen im Tausch gegen die ausgefilterten Störstoffe ans Wasser ab, deren Konzentration aus gesundheitlicher Sicht ebenfalls zu begrenzen wäre. Natrium zum Beispiel ist ein lebensnotwendiger Mineralstoff, aber es wird meist schon mit der täglichen Nahrung überreichlich aufgenommen. Kleinkinder sind besonders betroffen, da sie hohe Natriumkonzentrationen wesentlich langsamer über ihre Nieren ausscheiden als Erwachsene.

Aktivkohle kann viele Schadstoffe aus dem Wasser entfernen, aber nicht alle. Nitrat und Schwermetallionen werden nicht ausgefiltert. Eine weitere Tücke des Kohlefilters ist es, daß selbst wenn ein Filter noch nicht vollständig mit Schadstoffen beladen ist, bereits angelagerte Stoffe an das vorbeifließende Wasser wieder abgegeben werden können. Im Extremfall kann es passieren, daß ein Aktivkohlefilter zurückgehaltene Schadstoffe konzentriert abgibt; der Filter »bricht durch«. In einem Liter »gefilterten« Wassers kann sich unter Umständen die gesammelte Schadstoffmenge mehrerer Wochen befinden. Während im Wasserwerk der Zustand der Aktivkohlefilter durch ständige Kontrollen überwacht wird, ist dies für den Verbraucher kaum möglich. Auch hinsichtlich der Keimzahlen können Aktivkohlefilter für den Hausgebrauch Probleme bereiten. Falsche Handhabung, wie zu lange Standzeiten des Wassers im Tischgerät, kann zu einer starken Vermehrung der Keime führen. Von den Herstellern wird dieser Makel ihrer Produkte durch Bedampfung der Aktivkohle mit Silber, das zellschädigend wirkt, kaschiert. (In der Trinkwasserverordung fällt Silber unter die Schwermetalle mit besonders engen Grenzwerten.) Besonders bedenklich ist die Situation, wenn man das durch einen solchen Tischfilter geflossene Wasser dann nachher nicht abkocht, weil man fälschlicherweise der Meinung ist, das Wasser wäre jetzt sauberer.

Auch wenn bestimmte Filtersysteme durchaus in der Lage sind, einzelne Stoffe in ihrer Konzentration zu verringern, so haben doch alle angebotenen Systeme deutliche Nachteile, die insgesamt zu einer Verschlechterung der Trinkwasserqualität führen können. Wenn also Ihr Haushalt an die öffentliche Trinkwasserversorgung angeschlossen ist, muß man vom Einsatz eines Kleinfiltergerätes abraten.

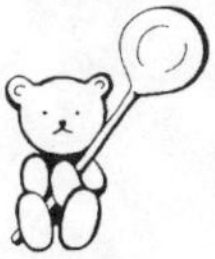

Zusammenfassung

- Ein häufiger Wechsel der Säuglingsanfangsnahrung ist nicht notwendig.
- Halten Sie sich genau an die Dosierangaben auf der Pakkung.
- Arbeiten Sie hygienisch.
- Achten Sie darauf, daß Ihr Leitungs- bzw. Mineralwasser für die Säuglingsernährung geeignet ist.

Fahrplan für die Ernährung mit Muttermilchersatznahrung

Alter	Art und Anzahl der Mahlzeiten pro Tag	Zeitlicher Abstand der Mahlzeiten	Beikost	durchschnittliche Nahrungsmenge pro Tag	Ergänzende Hinweise
1. Woche	ca. 6 Fläschchen	so oft das Baby Hunger hat	—	während der ersten Woche trinken die Säuglinge wenige ml bis zu 60 ml, pro Fläschchen ca. 100 ml zubereiten	Zubereitung der Fläschchen entweder mit Säuglingsanfangsnahrung »pre« oder selbsthergestellte Halbmilch mit Zusatz von Lactose, Stärke und Keimöl
2.–6. Woche	6 Fläschchen	ca. alle 4 Stunden, z.B. 2, 6, 10, 14, 18, 22 Uhr	—	ca. 600 ml	pro Fläschchen ca. 100 bis 120 ml
7. und 8. Woche	5 Fläschchen	alle 4 Stunden, z.B. 6, 10, 14, 18, 22 Uhr und allmähliches Auslassen der Nachtmahlzeit	Zusatz von Vit.-A- und Vit.-C-haltigen Säften, z.B. Möhren- und Orangensaft, mit 1/2 TL beginnen	ca. 800 ml	pro Fläschchen 160 ml
3.–4. Monat	5 Fläschchen	alle 4 Stunden, wie oben	jeweils 1 TL Möhren- und Orangensaft in die Fläschchen geben	ca. 800 ml	pro Fläschchen 180–200 ml
5. Monat	3 Fläschchen	z.B. 6, 18, 22 Uhr	wie oben		pro Fläschchen 200 ml

					die erste Beikostmahlzeit, danach etwa wöchentlich eine zusätzliche Beikostmahlzeit einführen; mit Zunahme der Beikost nimmt die Milchnahrung automatisch ab
	2 Zwischenmahlzeiten	9, 15 Uhr	Obstmus		
	Getränke	nach Bedarf	Wasser oder ungesüßte Kräuter- und Früchtetees	800–900 g	
6. Monat	2 Fläschchen	z.B. 7, 20 Uhr	jeweils 1 TL Möhren- und Orangensaft in die Fläschchen geben		pro Fläschchen 200 ml, bei selbsthergestellter Milchnahrung kann anstelle von Halbmilch jetzt Vollmilch gegeben werden
	1. Beikostmahlzeit	12 Uhr	Gemüse-Kartoffel-Brei		Beikost wird Hauptkost
	2. Beikostmahlzeit	15 Uhr	Gekochter Getreidebrei mit Obstmus		
	2 Zwischenmahlzeiten	z.B. 9, 18 Uhr	Obstmus		
	Getränke	nach Bedarf	wie oben	ca. 800–900 g	

Alter	Art und Anzahl der Mahlzeiten pro Tag	Zeitlicher Abstand der Mahlzeiten	Beikost	durchschnittliche Nahrungsmenge pro Tag	Ergänzende Hinweise
7. und 8. Monat	1 Fläschchen	7 Uhr			wenn die ersten Zähne kommen, sollten zur Unterstützung des Zahnens Brotkanten gegeben werden
	3 Beikostmahlzeiten	12 Uhr	Gemüse-Kartoffelbrei		
		17 Uhr	Frischer Rohkostbrei		
		20 Uhr	Gekochter Getreidebrei mit Obstmus		
	2 Zwischenmahlzeiten	z.B. 9, 14 Uhr	Obstmus		
	Getränke	nach Bedarf	Wasser oder ungesüßte Kräuter- und Früchtetees	ca. 900 g	
9.–12 Monat	wie oben, statt Fläschchen kann Vollkornbrot mit Fettaufstrich und Vollmilch gegeben werden	allmähliche Anpassung an den Rhythmus der Erwachsenen	Müsli mit Obstmus wird anstelle von gekochtem Getreidebrei eingeführt	ca. 1000 g	Die Zubereitungen der Fläschchen werden jetzt langsam durch Vollmilch ersetzt
2. Lebensjahr	volle Anpassung an die Essenszeiten der Erwachsenen	nach Familiengewohnheiten	modifizierte Erwachsenenkost, ca 400 ml Vollmilch täglich		

5 Vollwerternährung im ersten Lebensjahr

Vollwerternährung mit Muttermilch ist ganz einfach, aber wie geht es weiter, wenn die erste Beikost eingeführt wird? Ist Vollwerternährung auch für Babys praktikabel?

Die Vorzüge der Vollwertkost

Die Vollwerternährung basiert hauptsächlich auf pflanzlichen Produkten. Die verwendeten Lebensmittel sollten aus kontrolliert biologischem Anbau stammen und eine möglichst geringe Verarbeitungsstufe aufweisen. Die Mahlzeiten sollten vielseitig, abwechslungsreich und saisongemäß zusammengesetzt sein.

Eine Ernährung nach diesen Grundsätzen garantiert die Versorgung mit allen wichtigen Baustoffen des Lebens. Auch der kleine Mensch bekommt ausreichend Vitamine und Mineralstoffe, ohne daß man auf isolierte Nahrungsergänzungen zurückgreifen muß (z. B. Vitamin-C-Tabletten, Multi-Vitamin-Säfte oder Kalzium-Magnesium-Tabletten). Durch die Erhaltung der Lebensmittel in ihrem natürlichen Verband werden auch Inhaltsstoffe mitgegessen, deren Wirkungen noch gar nicht hinreichend erforscht sind, die aber vielfältige Schutzwirkungen auf den Organismus ausüben können. Für die Gesundheit eines jeden Menschen spielt die Zusammensetzung der Nahrung eine wesentliche Rolle. Gesundheit verstehen wir nicht nur als »Abwesenheit von Krankheit«, sie umfaßt körperliches, seelisches und geistiges Wohlbefinden. Wer sich und seine Kinder vollwertig ernährt, hat für die Erhaltung der Gesundheit einen guten Grundstein gelegt.

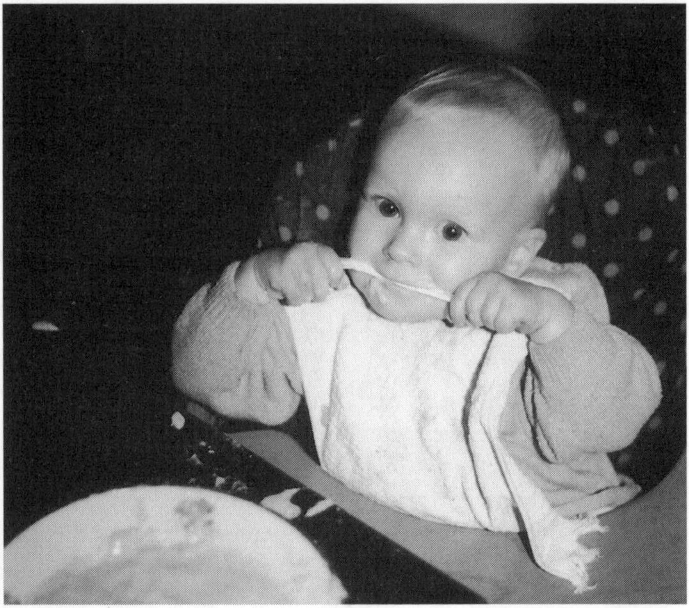

Die Einführung der Beikost – Ab wann kann der Säugling essen?

Bei der allmählichen Einführung der Beikost geht es nicht nur um die Zufuhr anderer Nahrungsmittel, sondern die Art und Weise, wie Nahrung aufgenommen wird, spielt eine wichtige Rolle. In den ersten Lebensmonaten kann der Säugling Hunger und Sättigung ausschließlich durch Saugen regulieren.

Bei der Nahrungsaufnahme wird aufgrund des Saugreflexes die Zunge immer nach vorne geschoben. Dieser Reflex kollidiert mit der Aufnahme von festen Speisen. Erst wenn die motorische Entwicklung weit genug fortgeschritten ist, kann deshalb auch mit der Löffelfütterung begonnen werden. Man mutet sonst dem kleinen Wesen, das nur auf Saugen eingestellt ist, ein Werkzeug zu, mit dem es noch gar nichts anfangen kann.

Über- wie Unterforderung hemmen die Entwicklung. Die kindliche Aneignung der Welt sollte entwicklungsgerecht gefördert und gefordert werden. Zeitliche Vorgaben zur Einführung von Beikost oder auch zur Einführung der Löffelfütterung können nur einen allgemeinen Rahmen vorgeben. Entwicklungsgerecht muß immer heißen, solche Vorgaben dynamisch zu verstehen, das heißt, die Entwicklung des eigenen Kindes zum Maßstab zu nehmen, ob Übergänge schon möglich sind oder nicht.

Der Säugling selbst gibt normalerweise den Zeitpunkt an, wann die Beikost eingeführt werden kann und soll. Er interessiert sich für andere Speisen (möchte vielleicht an einem Apfel lutschen), und seine physiologische Entwicklung ist bereits so weit fortgeschritten, daß sein Verdauungssystem reif ist für die Aufnahme neuer Lebensmittel und der Saugreflex durch vermehrte Kieferbewegungen abgelöst wird.

Hat der Säugling schon Geschmack?

Die Schmecksensibilität ist bei Säuglingen eigentlich sehr stark ausgeprägt. Nicht zu verwechseln mit Geschmack: Geschmack ist etwas durch Erfahrung Erworbenes, das Kinder erst langsam entwickeln. Dieser wird hauptsächlich durch die Erwachsenen, die Eltern, geprägt. Kinder könnten über »Trial and Error« ihren eigenen Essensrhythmus finden, erfahren, was ihnen bekommt und gut schmeckt (siehe Clara-Davis-Studie in Kapitel 9). Aber so weit kommt es ja meist nicht. Die Einflußnahme der Eltern ist in diesem Bereich schon gewaltig.

Säuglinge haben natürlicherweise eine Aversion gegen alles Bittere. Dies ist ein Schutzmechanismus vor unbekömmlicher Nahrung. Viele giftige Pflanzen (-teile) schmecken bitter, aber auch Muttermilch bei einer Brustdrüsenentzündung. Dieser sensible Geschmackssinn sollte nicht direkt zu Beginn der Beikost überfordert werden. Zu häufig werden die geschmacklichen Vorstellungen der Erwachsenen zum Vorbild genommen. Den Erwachsenen schmecken die ungesalzenen Möhren zu fade – das Salz fehlt. Den Säuglingen jedoch ist dieses Geschmackserlebnis gerade recht: ein bißchen süß, wie das Fruchtwasser und die Muttermilch. Bei der Zubereitung der Beikost sollte der Erwachsene immer auch mit dem Kopf dabei sein. Es geht um die Geschmacksentwicklung eines Individuums und nicht um die Bestätigung des eigenen Geschmacks!

Rohgetreide nicht direkt am Anfang

Von Rohgetreide und Getreide – integraler Bestandteil einer vollwertigen Ernährung – war bislang noch gar nicht die Rede. Das hat auch seinen guten Grund. Selbst nach sechs Monaten ist das Verdauungssystem des Säuglings immer noch nicht ausgereift. So ist die Aktivität der stärkeverdauenden Amylase von Speichel und Bauchspeicheldrüse noch gering. Was heißt das für die Ernährung? Vollkorngetreideprodukte können nur langsam eingeführt werden. Langsam bezieht sich dabei sowohl auf die Menge als auch auf die Konsistenz (Schleim – Grieß – Schrot) und den Ballaststoffanteil. Rohes Getreide in Form von Flocken oder Schrot steht am Ende der Einführung (nicht vor Beendigung des ersten Lebensjahres).

Gibt man zu schnell große Mengen an Getreide, kann es

aufgrund schlechter Stärkeverdauung zu Gärprozessen mit Blähungen, Durchfall und Störungen der Darmschleimhaut kommen. Ein anderes Problem ist die Zöliakie (beim Erwachsenen Sprue genannt), die häufigste nicht infektionsbedingte Darmerkrankung bei Kindern. Wenn die Dünndarmschleimhaut mit einem bestimmten Getreideprotein, dem Gluten, in Berührung kommt, führt dies zu einer allergischen Reaktion (siehe Kapitel 6). Im Falle einer Zöliakie hilft nur glutenfreie Kost, das heißt Verzicht auf die vier heimischen Getreidearten Weizen, Roggen, Hafer, Gerste und deren Produkte, welche alle glutenhaltig sind. Alle anderen Getreide sind glutenfrei. (Genaueres zur Zöliakie in Kapitel 6)

Die erste Beikostmahlzeit – Möhren-Kartoffel-Brei

Mit der Einführung der ersten Beikostmahlzeit sollte man im siebten Lebensmonat beginnen. Wir schlagen als erste Mahlzeit neben der Muttermilch Möhren-Kartoffel-Brei vor. Kartoffeln und Muttermilch sind eine optimale Lebensmittelkombination. Auch Möhren sind bei den meisten Kindern von Anfang an beliebt. Zur Möhrenmahlzeit gehört aber immer auch Fett, damit das fettlösliche Provitamin A resorbiert werden kann. Eine große Gemüsevielfalt ist nicht erforderlich. Es ist besser, mit Möhren zu beginnen und diese, falls sie vertragen werden, solange beizubehalten, bis das Baby von sich aus etwas anderes essen möchte. Der Geschmacksentwicklung ist es jedenfalls nicht abträglich, so lange das Baby will, Möhren mit Kartoffeln zu füttern. Auch der Darm kann sich so sehr langsam an neue Speisen gewöhnen.

Das Baby muß das Essen mit dem Löffel erst langsam lernen, und sicherlich landet am Anfang nur wenig Brei tatsächlich in seinem Magen. Mit viel Geduld und stetem Üben werden jedoch bald Erfolge sichtbar. Anfangs genügen wenige Teelöffel zum Kennenlernen. Satt wird der Säugling dann durch anschließendes Zustillen. Die Menge sollte langsam gesteigert werden, bis eine ganze Mahlzeit (ca. 150 g) gegessen wird und die Muttermilch ersetzt. Erst dann ist die Zeit für eine nächste Beikostmahlzeit gekommen. Die Einführung einer vollen Beikostmahlzeit kann eine Woche, aber auch einen Monat dauern.

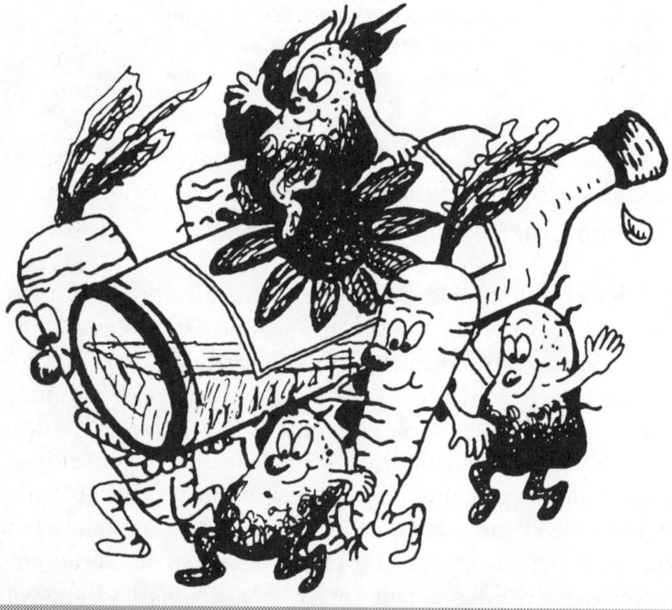

Rezept für den Möhren-Kartoffel-Brei	
100 g	Möhren (oder ein anderes verträgliches Gemüse, z.B. Pastinaken)
50 g	Kartoffeln
1 EL	Keimöl (z.B. Sonnenblumenöl) oder Süßrahmbutter im Wechsel

Die Möhren werden gut gebürstet und gewaschen, zerkleinert und in wenig Wasser gedünstet. Die Kartoffeln werden gewaschen und zu Pellkartoffeln gekocht. Anschließend werden sie gepellt und mit den Möhren zusammen zerkleinert. Das Fett wird unter den Brei gerührt – fertig!

Zeitlicher Aufwand für diesen Brei: 20 Minuten, davon 10 Minuten reine Kochzeit.

Bei der Einführung der Beikost muß der Brei sehr fein püriert sein, damit sich das Baby nicht verschluckt – es hat ja noch nicht genug Zähne zum Zerkauen. Dies kann man mit einem zweistufigen Mixer gut erreichen. Später reicht es dann aus, den Brei lediglich mit einer Gabel zu zerdrücken.

Die Breimenge kann natürlich je nach Hunger gesteigert werden. Wer seinem Baby Fleisch geben möchte, kann unter diesen Brei noch 20 g ungewürztes und in Wasser gekochtes, fein püriertes Fleisch mischen.

Die Zwischenmahlzeit – Obstmus

Obstmuse sind keine vollständige Mahlzeit, sondern Zwischenmahlzeiten oder Nachspeisen. Obst liefert neben Kohlenhydraten im wesentlichen Vitamin C. In geringen Mengen sind Mineralstoffe, Fett, fettlösliche Vitamine und Eiweiß enthalten. Industriell gefertigte Obstmuse sind oft gesüßt und deswegen abzulehnen. Wenn es ein Gläschen sein soll, achten Sie darauf, daß der Inhalt ungesüßt ist. Auch Honig muß nicht sein, da die fruchteigene Süße des Obstes den Babys in der Regel vollkommen ausreicht. Zur Geschmacksabrundung kann etwas Nußmus eingesetzt werden, wenn es vertragen wird. Es liefert zusätzlich wertvolle Fette und Mineralstoffe. Fertig gekauftes Nußmus sollte in jedem Fall ungesalzen und ungesüßt sein!

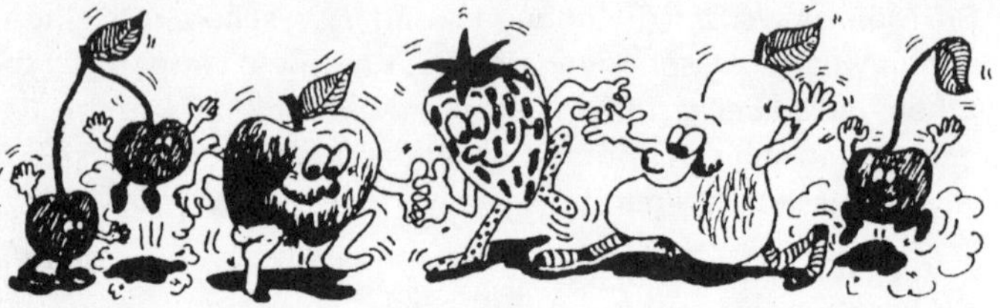

Rezept Obstmus:	
100 g	einer Obstart (z.B. Apfel, Birne, Aprikose, Pfirsich)

Obst waschen und zerkleinern. Anschließend mit Nußmus und eventuell etwas Wasser vermischen.

Ein Kinderleben ohne Bananen?

Die Banane ist eine praktische Frucht. Ihre Verpackung wird natürlicherweise gleich mitgeliefert, und fast alle Kinder mögen sie. Als schnelle Zwischenmahlzeit wird sie so oft gewählt, daß ein Leben ohne Banane schwer vorstellbar ist. Wir möchten diese Frucht nicht mies machen. Jedoch sollte man sich am Beispiel der Banane ein paar Gedanken um die Art und Weise der Produktion und der Herkunft von Lebensmitteln machen. Bananen werden fast ausschließlich in Monokulturen mit intensiver Pestizidanwendung kultiviert. Da die Bananenstaude ein sehr warmes Klima bevorzugt, kann sie bei uns nicht angebaut werden. Sie legt also immer sehr weite Transportwege zurück. Vom ökologischen Gesichtspunkt aus betrachtet, hat die Banane auf unserem Tisch nichts zu suchen. Sicherlich fällt es schwer, immer regional und saisonal einzukaufen. Aber es ist einen Versuch wert, den Verbrauch an Lebensmitteln, die ökologisch bedenklich sind, einzuschränken.

Die Getränke

Wenn ausschließlich gestillt oder mit industriell hergestellter Säuglingsanfangsnahrung gefüttert wird, sind in den seltensten Fällen weitere Getränke erforderlich. Nur an sehr heißen Tagen und wenn Ihr Baby stark schwitzt sowie bei Durchfallerkrankungen ist es ratsam, dem Kind ungesüßten Tee oder Mineralwasser (welche Mineralwässer geeignet sind, siehe Kapitel 4) anzubieten. Erst mit Beginn der Beikostfütterung spielen Getränke eine Rolle. Kuhmilch ist kein Getränk, sondern ein Nahrungsmittel. Für den Säugling geeignete Getränke sind Wasser und Tees.

Kinder trinken gerne Wasser – probieren Sie es aus –, es muß nicht immer süß oder fruchtig sein. Wasser ist außerdem ein Hauptbestandteil jeder Babynahrung. Aufgrund der Wichtigkeit haben wir speziell dem Thema Wasser ein eigenes Kapitel »Der Säugling lebt nicht vom Pulver allein – Nahrungsbestandteil Wasser« gewidmet.

Tees

Die meisten Kräutertees zeigen eine pharmakologische Wirkung, das heißt, daß sie bei bestimmten Erkrankungen, z. B. Magen- und Darmbeschwerden oder Husten, zu einer Besserung beitragen. Bei Blähungen und Krämpfen sind Fencheltees besonders geeignet. Doch sollten sie wie Arzneitees nur in größeren Mengen verabreicht werden, wenn diese Wirkung wirklich erwünscht ist. Das gilt auch für die hierzulande besonders beliebten Pfefferminz- und Kamillentees. Damit sich der Körper nicht an die Wirkstoffe gewöhnt, ist es empfehlenswert, die Sorte öfters zu wechseln.

Für den Durst sind dagegen ungesüßte Kräuter- oder Früchteteemischungen zu empfehlen. Ihre Bestandteile sind so aufeinander abgestimmt, daß sie ohne Nebenwirkungen auch in größeren Mengen und über längere Zeiten genossen werden können.

Vorsicht ist bei den sogenannten Babytees geboten. Bei schätzungsweise 200.000 Kindern wurden in den letzten 10 Jahren das sogenannte »Baby-Bottle-« oder »Nursing-Bottle-Syndrom«, Karies vor allem der oberen Schneidezähne, diagnostiziert. Ursache hierfür war und ist der hohe Zuckeranteil dieser Produkte in Kombination mit Dauernuckeln. Nach den Skandalen der letzten Jahre müssen zuckerhaltige Tees aber auch Nuckel-Fläschchen heute einen Warnhinweis tragen. Der Aufdruck »kristallzuckerfrei« bedeutet nicht, daß das Produkt keinen Zucker mehr enthält. Sehen Sie sich die Zutatenliste dieser Produkte an; auch Maltodextrine, Fructose und Dextrine sind kariogen. Der Trick der Industrie, Tees auf Eiweißbasis herzustellen, ist auch kein Freifahrtschein fürs Dauernuckeln. Vor allem wegen der Allergiegefahr durch die Eiweißstoffe sollten auch diese Tees gemieden werden.

Ebenso kritisch ist das Dauernuckeln von Obst- und Gemüsesäften, die seit einem Grundsatzurteil vom Februar 1995 ebenfalls eine auf Karies hinweisende Warnung tragen müssen. Waren in den 80er Jahren zu 70 Prozent die gezuckerten Tees Schuld an den Zahnschäden, so haben heute Gemüse- und Obstsäfte diesen Platz eingenommen. Auch das Dauernuckeln von Mineralwasser fördert Karies. Durch das ständige Umspülen der Zähne kann die neutralisierende und remineralisierende Wirkung des Speichels nicht zur Wirkung kommen, und der Zahnschmelz der Milchzähne wird ebenfalls angegriffen.

Um Zahnschäden zu vermeiden, sollten Sie Ihr Kind so früh wie möglich an das Trinken aus Tassen oder sogenannten »Trinklerntassen« gewöhnen und es nicht stundenlang aus Nuckelfläschchen trinken lassen, auch wenn es noch so praktisch ist. Daß eine möglichst frühzeitige Mundhygiene ebenfalls zu den Vorkehrungen gehört, versteht sich von selbst.

Wer seinem Kind hin und wieder Saft geben möchte, sollte diesen stark mit Wasser verdünnen. Für den kindlichen Saftgenuß ist es nicht notwendig, daß Sie extra Kindersäfte kaufen – ein Saft aus kontrolliert-biologischem Anbau, der nicht zu viel Fruchtsäure enthält, tut es auch. Bei der Wahl des Saftes sollten Sie naturtrübe Fruchtsäfte bevorzugen, da in der Vergangenheit die klaren Säfte durch das Filtern mehrfach mit Arsen belastet waren.

Säuglinge brauchen Wasser

Neugeborene bestehen zu etwa 75 Prozent aus Wasser. Nach Ablauf des ersten Lebensjahres hat sich der Wassergehalt auf etwa 60 Prozent vermindert und entspricht damit dem durchschnittlichen Wert eines Erwachsenen.

Der hohe Wasserbedarf eines Säuglings hängt mit der relativ gesehen größeren Körperoberfläche des Säuglings zusammen. Entsprechend größer ist auch sein Wasserverlust: allein über Lunge und Haut 30–70 ml pro kg Körpergewicht (bei einem Erwachsenen 10–20 ml pro kg Körpergewicht). Dazu kommt zum anderen die unausgereifte Nierenleistung des Säuglings.

Um eine bestimmte Menge harnpflichtiger Substanzen (Eiweißabbauprodukte und Mineralstoffe) ausscheiden zu können, benötigt der Säugling pro Kilogramm etwa doppelt so viel Wasser wie ein Erwachsener. Da die Muttermilch weniger Eiweiß und Mineralstoffe enthält, fallen beim gestillten Säugling auch weniger harnpflichtige Substanzen an. Säuglingsersatznahrung auf Kuhmilchbasis bedeutet immer eine zusätzliche Belastung der Niere und steigert den Wasserbedarf des Säuglings.

Ein fünf Kilo schwerer Säugling braucht im allgemeinen täglichca. 750 ml Flüssigkeit. Schon kleinere Schwankungen des Wasserhaushalts, etwa durch Fieber, Durchfälle und Erbrechen, führen schnell zu Entwässerungen des Gewebes und sind für den Säugling viel gefährlicher als bei großen Kindern oder Erwachsenen.

Die zweite Beikostmahlzeit – Gekochter Getreidebrei mit Obst

Mit der zweiten Beikostmahlzeit wird Getreide eingeführt. Zur Herstellung des Getreidebreies wird das Getreide fein gemahlen und anschließend aufgekocht. Wer keine Getreidemühle besitzt, kann sich auch im Bioladen frisches Vollkornmehl mahlen lassen. Es sollte jedoch höchstens für drei Tage im voraus gemahlen werden, da der Vitaminverlust bei der Lagerung beträchtlich ist. Besser ist es, immer frisch gemahlenes Getreide zu verarbeiten. Eine schnelle Variante ist die Verwendung von feinen, fertigen Getreideflocken, die es für die Babys von verschiedenen Herstellern im Bioladen und gut sortierten Drogeriemärkten zu kaufen gibt. Achten Sie darauf, daß die jeweilige Getreideart als ausschließliche Zutat verwendet wurde. Diese Flocken lassen sich in heiße Milch einrühren und sind eine praktische Alternative. Unter den Getreidebrei wird Obstmus gerührt (gleiche Rezeptur wie bei der Zwischenmahlzeit), und schon ist die vollwertige Mahlzeit zubereitet. Bei Glutenunverträglichkeit sollte der Brei mit Reis oder Hirse zubereitet werden. Ansonsten kann auch Dinkel, Hafer oder Weizen verwendet werden. Auch hier gilt: Was dem Baby schmeckt und bekommt, kann ruhig über einen längeren Zeitraum beibehalten werden. Die Getreideart muß nicht gewechselt werden.

Erst gegen Ende des ersten Lebensjahres kann der Vollkornbrei auch aus rohem Getreide zubereitet werden. Zur Herstellung muß das Getreide immer vor dem Verzehr durch Einweichen vorgequollen und damit auch aufgeschlossen werden. Grobes Vollkornschrot, wie es zur Herstellung des Frischkornmüslis für Erwachsene verwendet wird, muß 8-12 Stunden eingeweicht werden. Die fein vermahlenen Getreide zur Herstellung des Frischkornbreies für Kleinkinder brauchen nur eine halbe bis eine Stunde eingeweicht werden.

Rezept Gekochter Getreidebrei mit Obst:

1–2 EL Reis, Hirse, Dinkel, Weizen oder Gerste

Das Getreide fein mahlen und mit wenig Wasser aufkochen (oder Wasser aufkochen und fertige Flocken einrühren). Das Obstmus darunter mischen und schon ist die Mahlzeit fertig.

Je älter das Kind ist, desto gröber geschrotetes Korn verträgt es, so daß im zweiten Lebensjahr ohne weiteres die Frischkornzubereitung der Erwachsenen zum Frühstück mitgegessen werden kann.

Macht Phytin die Vollkornernährung zunichte?

Phytin kommt in allen Getreidearten in unterschiedlicher Menge vor. Es hat die Eigenschaft, wichtige Mineralstoffe wie Eisen, Magnesium und Zink, aber auch Proteine zu binden und damit dem Körper vorzuenthalten.

Phytin befindet sich hauptsächlich in den Randschichten des Getreidekorns, durch Entfernen dieser Randschicht könnte der Phytingehalt beträchtlich reduziert werden. Mit ihm aber auch der Ballaststoff-, Vitamin- und Mineralstoffgehalt. Das Phytin hat jedoch auch seinen Nutzen. Neben Mineralstoffen kann es nämlich auch Schwermetalle binden, und die Komplexbildung mit Proteinen ist in einer Gesellschaft mit Proteinüberversorgung nicht unbedingt negativ zu sehen.

Der Phytingehalt im Getreide wird durch Keimung oder Gärprozesse reduziert, wie zum Beispiel bei Natursauerteig.

Einweichen von Getreide über einige Stunden, wie beim Frischkornbrei üblich, reicht für die Zerstörung nicht aus. Jedoch konnte auch in keiner Studie ein negativer Einfluß auf den Mineralstoffhaushalt durch Phytin festgestellt werden. Man sollte sich also von Kritikern nicht verunsichern lassen.

Die dritte Beikostmahlzeit – Frischer Rohkostbrei

Dieser Brei, der nicht vor dem neunten Monat gegeben werden soll, besteht nur aus rohen Zutaten. Er dient im wesentlichen der Versorgung mit Spurenelementen, sekundären Pflanzenstoffen, Vitamin C und liefert auch Ballaststoffe. Jetzt kann ein vielfältigeres Gemüse- und Obstangebot eingesetzt werden. Die verschiedenen Sorten sollten jedoch möglichst saisongemäß ausgewählt werden.

Als Energieträger und zur Verbesserung der Vitamin-A-Resorption ist wieder ein Keimölzusatz vorgesehen.

Rezept Frischer Rohkostbrei:

200 g	Gemüse insgesamt, 1–2 Sorten (Möhre, Pastinake, Kürbis, Fenchel, rote Bete)

Das Gemüse wird geputzt und gewaschen und fein gerieben oder zerkleinert und im Mixer püriert. Anschließend das Öl untermischen und je nach Bedarf etwas Obstmus.

Pro und Kontra Gläschenkost

Skandale um Rückstände von Pflanzenschutzmitteln in Gläschenkost haben viele Eltern verunsichert. Was kann man den Kindern denn noch mit gutem Gewissen zu essen anbieten? Auch das Selbstzubereiten der Beikost hat seine Tücken. Das Gemüse und die weiteren Komponenten der selbstgekochten Mahlzeit können zu Hause auch nicht auf Rückstände hin kontrolliert werden. Außerdem sind Gläschen manchmal, zum Beispiel auf Reisen, einfach praktisch.

Eigentlich sind die gesetzlichen Rahmenbedingungen für die Säuglings- und Kleinkindernahrung in Deutschland schon recht hoch. Auch die Gläschen fallen unter die Diätverordnung, die für diese Produkte strengere Grenzwerte und Kontrollen vorsieht als für die Erwachsenenkost. In den Gläschen dürfen maximal zehn Mikrogramm Pflanzenschutzmittel pro Kilogramm Lebensmittel enthalten sein. Damit haben wir für die Säuglingsernährung einen sehr hohen Standard im Vergleich mit anderen europäischen Nachbarländern, die keine gesonderten Qualitätsanforderungen für die Kleinkindnahrung haben. Werden Gläschen von dort eingeführt, kann es durch mangelhafte Kontrollen passieren, daß unsere Grenzwerte überschritten werden. In einem Fall waren Gläschen aus Spanien mit 50 Mikrogramm des Pflanzenschutzpräparates Lindan verseucht.

Aus den Fehlern der Vergangenheit haben viele Gläschenhersteller mittlerweile gelernt. Fast alle Gläschenproduzenten verfügen seit einiger Zeit auch über eine größere oder kleinere Auswahl an Produkten aus dem ökologischen Anbau, vor allem bei den pflanzlichen Produkten. Leider sind in vielen Gläschen trotzdem immer noch zu viele Zusatzstoffe wie Bindemittel und Vitaminzusätze enthalten, die unnötig sind und zuweilen auch stark durchschmecken. Einer natürlichen Geschmacksentwicklung stehen diese Zusätze im Wege. Am Beispiel des Zusatzes von Kristallzucker zeichnet sich bei fast allen Produkten eine Trendwende ab. In vielen Produkten werden mittlerweile natürlichere Süßungsmittel wie Honig oder Malz- und Traubenzucker sowie Maltodextrine eingesetzt. Trotzdem ist die Aufschrift »kristallzuckerfrei« oder

der Zusatz von natürlichen Süßmitteln kein Garant für einen gemäßigten Umgang mit der Süße der Produkte.

Die Entscheidung, ob Sie die Beikost für Ihr Kind in der Regel selbst herstellen oder ob Sie sich einen so elementaren Bereich wie die Ernährung Ihres Kindes von der Industrie aus der Hand nehmen lassen, sollte jeder für sich selbst beantworten. Wir haben die Vor- und Nachteile der Gläschenkost für Sie in tabellarischer Form gegenübergestellt. Wenn Sie sich – hin und wieder oder generell – für die Gläschenkost entschieden haben, sollten Sie folgende Punkte abwägen:

Pro Gläschen	**Kontra Gläschen**
Das verwendete Gemüse ist von ausgewählter Qualität mit Pestizid- und Düngemittelbegrenzung, zunehmend auch aus Bioanbau, der auf Pestizide ganz verzichtet.	Die unüberschaubare Vielfalt täuscht Gesundheitswert und Geschmacksvielfalt vor. Säuglinge und Kleinkinder benötigen diese Sortenvielfalt nicht.
Säuglingsnahrung fällt unter die Diätverordnung, so daß Nitratgehalte unter 250 mg und Pestizidrückstände unter 0,01 mg pro Kilogramm verbindlich sind.	Beikost wird nicht immer entsprechend den ernährungswissenschaftlichen Empfehlungen hergestellt und allgemein zu früh für die Ernährung des Säuglings empfohlen.
Die Rohstoffe für die Herstellung von Gläschenkost unterliegen strengen Rückstandskontrollen, die beim Kauf von konventionell oder ökologisch angebautem Gemüse für die Selbstzubereitung nicht gegeben sind.	Gläschen enthalten oft zuviel des Guten: zu viele Vitaminzusätze, Eiweiße und Kohlenhydrate, manchmal zu viel Salz, aber meist zu wenig hochwertige Fette.

Pro Gläschen	Kontra Gläschen
Obst und Gemüse werden sofort verarbeitet und bei weitgehender Vitaminschonung mit Dampf konserviert.	Entgegen den offiziellen Empfehlungen können Zusatzstoffe wie Bindemittel, künstliche Vitamine und überflüssige Süßungsmittel enthalten sein.
Die Qualität der Gläschenkost ist nahezu das ganze Jahr konstant. Keimfreiheit durch Sterilisation ist garantiert. Die feine Zerkleinerung erhöht die Ausnutzung der Nährstoffe.	Der Geschmack einer Frischzubereitung kann nie erreicht werden.
Schnelle und einfache Zubereitung.	Gläschenkost ist relativ teuer.

Bei allergiegefährdeten Kindern ist es allerdings ratsam, auf die Gläschen zu verzichten, da sie sich oft aus mehreren verschiedenen Komponenten zusammensetzen und Sie so leicht den Überblick verlieren. Bricht dann eine Allergie aus, ist es schwer nachzuvollziehen, auf welche Zutat der Sprößling reagiert hat.

Babykost – selbstgemacht

Auch wenn sich Vor- und Nachteile für das Selberkochen die Waage halten – selbstgekocht schmeckt's einfach besser.

Wichtig ist hygienisches Arbeiten in der Küche. In der Anfangsphase der Beikost, wenn noch keine oder wenig Zähne vorhanden sind, muß der Brei sehr fein püriert werden, damit das Baby sich nicht verschluckt. Ein zweistufiger Pürierstab ist hier eine gute Hilfe. Auch der Zeitaufwand hält sich nach einer kurzen Übungsphase in Grenzen. So benötigt man zur Herstellung des Möhren-Kartoffel-Breies ganze 20 Minuten, von denen die Hälfte reine Kochzeit ist. Außerdem sind Kartoffeln nur in wenigen Gläschen zu finden, obwohl sie ein qualitativ hochwertiges Lebensmittel sind. Bei der Selbstzubereitung sollte saisongemäße Ware aus kontrolliert biologischem Anbau verwendet werden. Die Portionen sollten kindgerecht sein, um Reste möglichst zu vermeiden.

Steckbrief Spinat

Spinat enthält:

- viel Wasser: 92,7 %
- viel Oxalsäure: 0,04 %
- viel Nitrat: bis zu 5000 mg/kg
- wenig Eisen!

Oxalsäure entzieht der Nahrung das Kalzium (100 g Spinat machen den Kalziumgehalt von einem Liter Milch zunichte). Oxalsäurekristalle belasten in größeren Mengen die Nieren.

Fälle von Blausucht (Methämoglobinämie) bei Säuglingen sind bisher nur bei selbst zubereiteten Spinatmahlzeiten aufgetreten. Spinat aus dem Gläschen ist durch die Diätverordnung auf nicht mehr als 250 mg Nitrat pro kg rückstandskontrolliert.

Dem Abschreibfehler eines Wissenschaftlers verdankt der Spinat seinen bis heute anhaltenden Siegeszug. Hier sei es nochmals deutlich gesagt: Spinat enthält auch nicht mehr Eisen als andere Gemüse. Der Chemiker, der für dieses Gerücht verantwortlich ist, hatte sich beim Abschreiben von Werten um eine Kommastelle vertan. Die meisten Säuglinge und Kinder wußten es schon immer besser und verweigerten das bittere Gemüse.

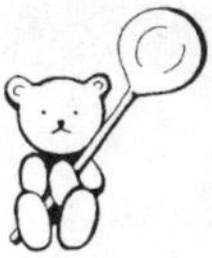

Zusammenfassung

- Beikost langsam einführen.
- Rohgetreide erst am Ende des ersten Lebensjahres einführen.
- Die Eisenversorgung kann durch zwei kleine Fleischmahlzeiten pro Woche gesichert werden.
- Verwenden Sie frische Zutaten aus dem kontrolliert biologischen Anbau.
- Zucker ist in jeglicher Form überflüssig.
- Überprüfen Sie beim Gläschen die Zutatenliste auf unnötige Zusätze.
- Sorgen Sie mit der Einführung der Beikost für eine ausreichende Flüssigkeitszufuhr.
- Gewöhnen Sie Ihr Kind möglichst früh an eine Tasse.

6 Allergien

Allergien im Baby- und Kleinkindalter werden immer häufiger. Daß die zunehmende Umweltverschmutzung und die damit verbundene, immer größere Belastung des kindlichen Organismus eine Rolle spielt, gilt als erwiesen. Gleich zu Anfang sei gesagt, daß dieses Kapitel nur als Einstieg in das komplexe Thema Allergien verstanden werden sollte und sich hauptsächlich mit Lebensmittelallergien auseinandersetzt. Damit Sie sich erst einmal ein klares Bild vom »Chemismus« einer Allergie machen können, geht das folgende Kapitel ausführlich auf die Abläufe einer allergischen Reaktion ein.

Mechanismus einer allergischen Reaktion

Der menschliche Körper hat die Fähigkeit, zwischen körpereigenen und körperfremden Substanzen zu unterscheiden. Die allergische Reaktion ist die krankheitsähnliche Folge einer heftigen Abwehrreaktion des körpereigenen Immunsystems gegenüber »fremden« Stoffen. Sie wird bei der Lebensmittelallergie hauptsächlich durch die in den Nahrungsmitteln enthaltenen Eiweißanteile ausgelöst.

Von einer Allergie im engeren Sinne (echte Allergie) spricht man, wenn es durch den Genuß von Lebensmitteln zu einer sogenannten Antigen-Antikörperreaktion kommt. Dringen Fremdstoffe (Antigene) über die Nahrungsmittel in den Körper, kann es zu einer allergischen Reaktion kommen. Solche Antigene, die eine allergische Reaktion auslösen, bezeichnet man als Allergene. Die im Blut zirkulierenden Immunglobulin-E-Antikörper (IgE) verbinden sich mit den in der Nahrung enthaltenen Allergenen und markieren diese so für die körpereigenen Abwehrzellen (Mastzellen). Bei Kontakt von Mastzellen mit dem aus Antigen und Immunglobulin bestehenden Komplex schütten die Mastzellen ihren gesamten Gehalt eines spezifischen Gewebshormons (Histamin) aus. Schleimhäute und Haut reagieren mit Schwellungen, Rötungen und Quaddelbildung.

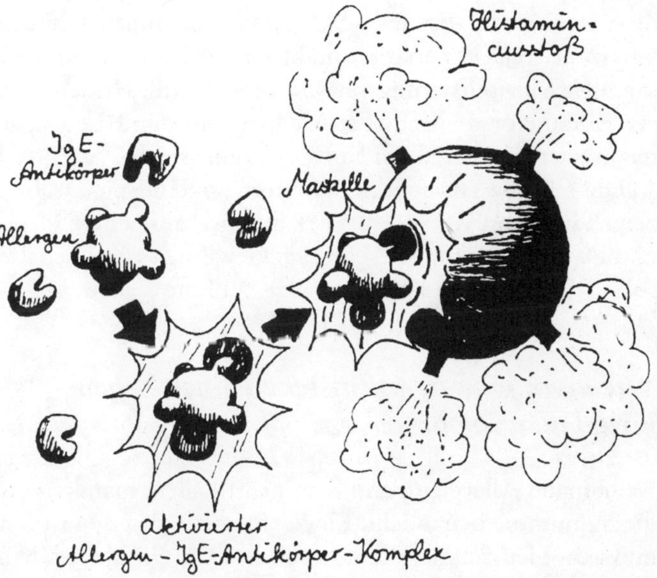

Begleitend können asthmatische Erscheinungen, Husten, Atembeschwerden, Schnupfen, Augenliderschwellungen, Erbrechen, Durchfall und Krämpfe auftreten. In besonders schweren Fällen kann es zu einem sogenannten allergischen Schock mit Blutdruckabfall, Kreislaufzusammenbruch und Atemstillstand kommen. Diese Reaktion zeigt sich meist unmittelbar nach dem Genuß des Allergens und ist unabhängig von der zugeführten Menge. Auch das Verhalten Ihres Kindes kann ein Hinweis auf eine Allergie sein. Ruhelosigkeit, Aggressivität und besonders bei Lebensmittelallergien können das hyperkinetische Syndrom (»Zappelphilipp«) auftreten.

Ein von der echten Allergie zu unterscheidender Abwehrmechanismus ist die pseudoallergische Unverträglichkeitsreaktion. Der Unterschied zur klassischen Allergie ist der, daß auch ohne die Komplexbildung des Antigens mit dem Immunglobulin, durch bloße Einwirkung des Antigens auf die Mastzelle es ebenfalls zu einer Histaminausschüttung kommt. Bereits der erste Kontakt kann die Symptome auslösen, eine Sensibilisierungsphase tritt nicht auf. Ursachen dieser Allergieform sind meist Medikamente und Lebensmittelzusatzstoffe, vor allem Konservierungsstoffe.

Die oben beschriebenen Symptome sind unspezifisch und zeigen sich zum Teil auch bei Erkältungskrankheiten, Magen- und Darmerkrankungen. Um sich Gewißheit zu verschaffen, sollten Sie auf jeden Fall einen Arzt zu Rate ziehen.

Wie kann man dem Entstehen einer Lebensmittelallergie vorbeugen?

Bestehende Allergien kann man nicht heilen, man kann nur die Symptome behandeln. Eine erworbene Allergie ist lästig und zuweilen schmerzhaft, besonders für ein kleines Kind. Die beste Vorbeugung ist mindestens sechsmonatiges, ausschließliches Stillen. Mit der Einführung der Beikost sollte, wie an anderer Stelle bereits beschrieben, nicht vor Ende des sechsten Monats angefangen werden. Testen Sie einzelne Lebensmittel an. Wird der erste Brei ohne Probleme vertragen, so führen Sie pro Woche maximal zwei neue Nahrungsmittel in den Ernährungsplan ein. Neben dem schon bekannten Karotten-Kartoffel-Brei eignen sich weitere Gemüsearten wie Kohlrabi, Broccoli, Zucchini und Kürbis (siehe Ernährungspläne). Diese Vorgehensweise hat den Vorteil, daß bei Verdacht auf eine Lebensmittelallergie der Kreis der dafür in Frage kommenden Nahrungsmittel recht überschaubar ist.

Grundsätzlich kann jedes Lebensmittel eine Allergie auslösen. Aufgrund von Beobachtungen treten allergische Reaktionen bei einigen Nahrungsmitteln gehäuft auf. Die nachfolgende Tabelle soll Ihnen als Orientierungshilfe dienen.

Häufige Auslöser allergischer Reaktionen	Seltene Auslöser allergischer Reaktionen	Häufige Auslöser pseudoallergischer Reaktionen
Getreide Roggen, Weizen, Gerste **Stein- und Kernobst** Äpfel, Kirschen, Kiwis, Pfirsiche **Gemüse** Sellerie, Auberginen, Fenchel **Hülsenfrüchte** Erdnüsse, Soja, Erbsen, Bohnen **Nüsse und Samen** Haselnüsse, Walnüsse, Mandeln, Paranüsse, Sesam, Mohn, Sonnenblumensamen **Gewürze und Kräuter**	Früchte Beerenfrüchte, Bananen, Zitrusfrüchte, Quitten **Gemüse** Kohlgemüse, Spargel, Tomaten	**Künstliche Aromastoffe** Azo- und Anilinfarbstoffe **Konservierungsstoffe** Benzoesäure **Antioxydanzien** Citrate **Geschmacksverstärker** Glutamin **Emulgatoren** Lecithine **Lösungsmittel** **Gelier- und Dickungsmittel** Xanthan

Eine vollwertige Küche fördert die Funktionen aller Körperzellen und Organe, besonders auch das Immunsystem, indem die lebensnotwendigen Nähr- und Vitalstoffe dem Körper in ausreichendem Maße zugeführt werden. Ist die Immunabwehr in Ordnung, kann das für die Allergievorbeugung entscheidend sein, denn in vielen Fällen wurde beobachtet, daß Allergieausbrüche durch Infektionen begünstigt werden.

Durch vollwertige Ernährung unter Verwendung von ökologischen Produkten verringert sich auch die Gefahr einer pseudoallergischen Reaktion, da sie auf chemische Zusatzstoffe weitgehend verzichtet.

Neben den Vorkehrungen in der Ernährung sollten auch die anderen Lebensbereiche für ein Baby möglichst allergenarm sein, denn auch Hausstaub-, Milben- und Pollenallergien sind weiter auf dem Vormarsch. Zur effektiven Vorbeugung (Prophylaxe) vor Allergien gehören außerdem:

- der Nikotinverzicht im Lebensbereich des Kindes,
- die Verwendung von natürlichen Materialien im Aktionsbereich des Kindes,
- der Verzicht auf Staubfänger wie Gardinen, Teppiche,
- der Verzicht auf Haustiere, zumindest bis das Kind etwas älter ist,
- keine Topfpflanzen in Babys Zimmer, in der feuchten Erde können sich Schimmelpilze bilden,
- im Kinderzimmer sind chemische Reiniger tabu, Saubermachen geht auch mit einem feuchten Tuch,
- kein Dauerlüften im Kinderzimmer, besonders nicht in den frühen Morgenstunden, der Hauptpollenflugzeit.

Besonders allergiegefährdete Kinder

Ein besonders hohes Risiko, an einer Allergie zu erkranken, haben Kinder, in deren engerem Familienkreis es bereits Allergiker gibt. Auch ohne eine bekannte Familienallergie liegt das Risiko eines Säuglings, eine Allergie zu entwickeln, bei 10–15 Prozent. Mit steigender Zahl der Allergiker in der Familie oder sogar in beiden Familien wächst dieses Risiko weiter an. Ob Ihr Kind zu dieser Risikogruppe gehört, sollten Sie schon durch eine Befragung ihrer nächsten Verwandten in der Schwangerschaft klären. Bei genetisch vorbelasteten Neugeborenen sollte dann ein sogenannter Immunglobulin-E-Nabelschnurtest durchgeführt werden. Bei diesem Test wird die Menge des Immunglobulins (siehe Kapitel 6), das wir als Allergieantikörper definiert haben, bestimmt. Ein hoher Wert zeigt eine große Allergieanfälligkeit an, und in einem solchen Fall sollte man von Anfang an versuchen, das Risiko einer allergischen Reaktion so klein wie möglich zu halten. Zu den im vorherigen Kapitel genannten Prophylaxemaßnahmen sollten hier zusätzlich Einschränkungen gemacht werden.

Allergiegefährdete Kinder sollten in jedem Fall bis zum ersten Geburtstag gestillt werden. Auch wenn Sie im zweiten Halbjahr zunehmend feste Nahrung bekommen, ist Muttermilch als Kalzium- und Eiweißlieferant weiter unverzichtbar. Ganz wichtig ist auch, daß allergiegefährdete Neugeborene in der Klinik keine Ersatznahrung erhalten. Hier kann schon eine Sensibilisierung stattfinden, von der Sie nichts wissen, und nach dem Abstillen zeigt sich dann die Allergie. Um den Übertritt von allergenen Stoffen aus der Muttermilch zum Kind zu vermeiden, sollte die stillende Mutter während dieser Zeit eine allergenarme Diät ohne Kuhmilch, Hühnerei, Fisch, Soja und Nüsse einhalten. Wenn Sie nicht stillen – aus welchen Gründen auch immer –, sollten Sie eine geeignete Flaschennahrung schon vor der Entbindung festlegen und mit dem Krankenhauspersonal darüber sprechen.

Für die Ernährung Ihres allergiegefährdeten Kindes eignen sich sogenannte hypoallergene Säuglingsmilchprodukte. Sie sind oft an dem Produktnamenzusatz »HA« zu erkennen und werden von allen großen Herstellern angeboten. Diese allergenarmen Produkte gibt es auf Molke- und Sojabasis für die vorbeugende Anwendung. Besprechen Sie mit Ihrem Kinderarzt, welches Produkt für die individuelle Vorbeugung bei Ihrem Kind in Frage kommt. Bei bereits ausgebrochener Allergie und Unverträglichkeiten oder vermuteter Intoleranz sowohl von Kuhmilch als auch von Soja kommt für die Ernährung nur noch die sogenannte hydrolysierte Nahrung für die Therapie in Frage. Die Eiweißfraktionen dieser Milchen sind enzymatisch bereits soweit aufgeschlossen, daß der Säuglingskörper sie nicht als fremdartig erkennt, und die Gefahr einer allergischen Reaktion ist dadurch sehr viel geringer. Zu den Hydrolisatmilchen muß allerdings gesagt werden, daß sie teurer sind als die normalen Säuglingsmilchen, nicht gut schmecken und Brustkinder diese Nahrung zuerst oft verweigern.

Daß die Einführung der Beikost erst zum Ende des sechsten Monats und schrittweise erfolgen sollte, haben wir bereits erwähnt. Meiden Sie die in der Tabelle als allergiegefährlich eingestuften Lebensmittel möglichst lange, und führen Sie diese nur einzeln in den Ernährungsplan ein. Am besten ist es, wenn Sie die Einführungstermine und die einzelnen Lebensmittel schriftlich festhalten – das hilft im Falle eines Falles Ihrem Arzt bei der Diagnose.

Die häufigsten Lebensmittelallergien

Welche Allergien in einer Bevölkerung gehäuft auftreten, hängt nicht nur von den genetischen Bedingungen, sondern in hohem Maße auch von den Verzehrgewohnheiten ab. Je höher der Anteil eines allergieauslösenden Lebensmittels in der typischen Ernährung ist, desto wahrscheinlicher und häufiger ist die Hypersensibilisierung. Im Säuglings- und Kindesalter werden unter den Lebensmittelallergien in Europa am häufigsten die Kuhmilch und die Hühnereiallergie registriert. In der amerikanischen Bevölkerung, deren Speiseplan einen hohen Erdnuß- und Sojaverbrauch aufweist, sind Allergien gegen diese Lebensmittel, neben der dort ebenfalls sehr verbreiteten Hühnereiallergie, häufig. Wegen der enormen Beschränkungen, die ein allergiekrankes Kind einhalten muß, haben wir im folgenden die Kuhmilch-, die Hühnereiallergie und die Zöliakie (Getreideeiweißallergie) näher beschrieben.

Kuhmilchallergie

Im Säuglingsalter spielt, wenn nicht voll gestillt wird, die Kuhmilchernährung eine überragende Rolle. Eine echte Kuhmilchallergie tritt bei zwei bis sieben Prozent aller Kinder auf. Die Abwehrreaktion kann auf drei verschiedene Kuheiweißbestandteile erfolgen: Casein, β-Lactoglobulin und α-Lactalbumin.

Casein, das hitzebeständige Milcheiweiß, verliert seine allergene Wirkung nicht durch Abkochen. Außerdem hat eine Caseinallergie, da dieser Milchbestandteil nicht artspezifisch ist, die unangenehme Folge, daß nicht nur Kuhmilch, sondern auch Milch anderer Tierarten (Schaf, Ziege, Stute) nicht vertragen wird.

Die Molkeproteine β-Lactoglobulin und α-Lactalbumin sind dagegen artspezifisch und nicht hitzebeständig. Reagiert Ihr Kind auf eine dieser Molkeeiweißfraktionen allergisch, bieten sich Ihnen hier, im Gegensatz zur Caseinallergie, größere Handlungspielräume. Einerseits verlieren die Molkeproteine durch Erhitzen ihren allergenen Charakter, pasteurisierte und ultrahocherhitzte Milchen werden von Ihrem Kind vertragen, andererseits zeigen diese Eiweiße von Tierart zu Tierart unterschiedliche Formen. Milchen von anderen Tierarten, zum Beispiel Stutenmilch, wird oft vertragen.

Viele Kinder verlieren, bei konsequentem Kuhmilchverzicht, innerhalb von 3–5 Jahren ihre Allergie wieder.

Hühnereiallergie

Auch bei dieser Allergie bilden die verschiedenen Proteinbestandteile im Ei das allergene Potential. Im Fall der Hühnereiallergie kann jedoch durch 10minütiges Erhitzen des Hühnereis die allergene Wirkung abgeschwächt werden. In manchen Fällen reicht diese Wärmebehandlung aus, aber nicht immer. Am wirksamsten ist auch bei dieser Allergie wieder die strenge Vermeidung. Das ist nicht so einfach, da Hühnerei häufig als Bindemittel benutzt wird. Meiden müssen Sie dann zum Beispiel Fertigsoßen, Backpulver, Schokolade, Speiseeis, Mayonnaise, Nudeln aber auch Eishampoo. Achten Sie auch hier auf die Zutatenliste Ihrer Lebensmittel, allergische Reaktionen auf Hühnereiprotein können sehr schwer sein. Vorsicht ist bei Impfungen geboten, manche Impfstoffe enthalten das Hühnereiprotein. Möglich sind auch sogenannte Kreuzallergien, bei der eine durch Hühnereiprotein ausgelöste Überreaktion sich auch auf Vogelfedern (Daunen im Kopfkissen) ausdehnen kann.

Zöliakie

Dieser Begriff bezeichnet eine angeborene Unverträglichkeit des Klebereiweißes Gluten. Dieses Eiweiß ist in den Getreiden Weizen, Roggen, Hafer, Gerste und Dinkel (einschließlich Grünkern) enthalten. Symptome dieser Unverträglichkeit sind Durchfall, Nährstoffmangelerscheinungen und Wachstumsstörungen. Durch ständigen Kontakt der Darmwand mit den Allergenen verflacht die Darmschleimhautoberfläche, womit eine verminderte Verdauungstätigkeit verbunden ist. Die Glutenallergie ist besonders lästig, da es kaum

Produkte gibt, die nicht doch einen glutenhaltigen Getreidezusatz enthalten. Schon die Beschaffung des täglichen Brotes gestaltet sich schwierig. Zur Herstellung der Kindermahlzeiten können Sie auf die Getreidesorten Mais, Hirse, Reis, Buchweizen, Quinoa und Amaranth ausweichen, sie sind glutenfrei.

Von der Zöliakie abzugrenzen ist die Weizenallergie, bei der nur auf das Weizenprotein allergisch reagiert wird. Andere glutenhaltige Getreidesorten lösen keine allergischen Reaktionen aus und können sehr wohl eingesetzt werden. Wenn Ihr Kind von Zöliakie betroffen ist und Sie ausführlichere Hilfe suchen, finden Sie die Adressen der Deutschen Zöliakie-Gesellschaft im Anhang.

Sollten Sie den Verdacht haben, daß Ihr Kind eine Nahrungsmittelallergie hat, setzen Sie sich mit einem auf diesem Gebiet fachkundigen Arzt zusammen. Lassen Sie das in Verdacht geratene Lebensmittel weg (Elimination), und achten Sie beim Einkauf peinlich darauf, daß sich das potentielle Allergen nicht doch in einer Zutatenliste findet. Lassen Sie sich nicht auf einen umfangreichen, alles mögliche abprüfenden Hauttest ein. Die Aussagekraft dieser Tests ist besonders für Lebensmittel fragwürdig, und die Ergebnisse sind oft falsch. Möglicherweise führt diese Methode erst zum Ausbruch einer Allergie. Unter ärztlicher Anleitung und Aufsicht können Sie durch gezielte und geeignete Tests, beispielsweise einem Provokationstest den Verdacht überprüfen. Hier wird bewußt das Allergen nach längerer Abstinenz verabreicht, so daß, wenn eine Allergie gegen dieses Lebensmittel vorliegt, innerhalb von wenigen Stunden Symptome auftreten.

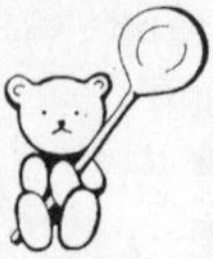

Zusammenfassung

- Stillen Sie Ihr allergiegefährdetes Kind am besten sechs Monate ausschließlich.
- Lassen Sie bei einem allergiegefährdeten Baby direkt nach der Geburt einen IgE-Nabelschnurtest durchführen.
- Meiden Sie glutenhaltige Getreidearten im ersten Lebensjahr.
- Führen Sie pro Woche maximal zwei neue Nahrungsmittel mit der Beikost ein.
- Lassen Sie Nahrungsmittel, die häufig Allergien auslösen, weg.
- Eliminieren Sie auch mögliche Allergene in der Wohnung.
- Ernähren Sie sich während der Stillzeit allergiearm.
- Wenn Sie nicht stillen, sprechen Sie mit Ihrem Arzt über eine geeignete allergiearme Säuglingsanfangsnahrung.

7 Kleine Beschwerden im ersten Lebenshalbjahr

Drei-Monats-Blähungen

Sie sind eine unangenehme Begleiterscheinung, die viele Babys während der ersten Lebensmonate plagt. Die Ursache dieses häufig auftretenden Phänomens ist bislang nicht ausreichend geklärt. Sicher spielt das noch nicht ausgereifte Verdauungssystem eine Rolle, aber auch psychische Faktoren werden nicht ausgeschlossen. Schließlich ist es schon ein gewaltiger Schritt vom Bauch in das Leben. Die Säuglinge reagieren auf Blähungen mit langem, ausdauerndem Weinen und sind meist sehr angespannt dabei. Natürlich versuchen Eltern alles nur Erdenkliche, damit es ihren Kindern besser geht, aber ein Patentrezept gibt es bis jetzt noch nicht. Wichtig für die Beziehung zu Ihrem Kind ist aber auf jeden Fall, daß Sie es nicht alleine in seinem Bett schreien lassen, denn Kinder schreien nicht grundlos. Sanftes Wiegen und Gehaltenwerden tun Ihrem Kind in jedem Falle gut.

Erbrechen – Spucken

Säuglinge spucken nach den Mahlzeiten gelegentlich. Oft haben Sie lediglich zu viel getrunken und regulieren mit dem Spucken die aufgenommene Eßmenge. Bei manchen Kindern, die zum Spucken neigen, ist auch der Magenpförtnermuskel noch nicht ganz ausgereift. Solange sich Ihr Kind normal entwickelt und zufrieden ist, liegt kein Grund zur Besorgnis vor.

Fieber

Bei Fieber sollte immer auf ausreichende Flüssigkeitszufuhr geachtet werden. Stillen Sie Ihr Kind häufiger. Bei Flaschenernährung sollten Sie ihm zusätzlich Fencheltee anbieten. Bei sehr hohem Fieber immer einen Arzt aufsuchen.

Durchfall – Verstopfung

Die Verdauung unterliegt bei Säuglingen breiten Schwankungen. Bei gestillten Babys ist eine volle Windel einmal wöchentlich genauso normal wie mehrmals täglich. Die Konsistenz ist cremig-flüssig. Bei nicht gestillten Säuglingen sollte auf die Konsistenz geachtet werden! Ist der Stuhl zu fest, bekommt das Kind wahrscheinlich zu wenig Flüssigkeit. Nimmt die Häufigkeit des Stuhls jedoch auffällig zu und ändert sich die Konsistenz hin zu übelriechenden, wässrigen Ausscheidungen, kann eine Durchfallerkrankung der Grund sein. Ursachen sind häufig Infektionen, Nahrungsmittelunverträglichkeiten oder das Zahnen. Bei Verstopfung wie auch bei Durchfall sollten Sie für ausreichende Trinkmengen sorgen. Wenn Sie unsicher sind, sollten Sie auf jeden Fall einen Arzt befragen.

8 Die Ernährung ab dem zweiten Lebensjahr

Ab dem zweiten Lebensjahr unterscheidet sich die kindliche Ernährung nicht mehr wesentlich von der Vollwerternährung eines Erwachsenen. Die Portionen sind kleiner und die Vorlieben natürlich individuell. Wenn Sie bis zu diesem Zeitpunkt Ihren Sprößling vollwertig ernährt haben, wollen Sie es sicherlich auch weiterhin tun. Spätestens jetzt, wo das Kind am Familientisch mitißt, sind die Eltern als Vorbild für die Ernährungsgewohnheiten bedeutend.

Ein paar bewährte Rezepte, die sowohl den Kleinen als auch den Großen schmecken, sollen die Praxis der Vollwerternährung für gemeinsame Mahlzeiten erleichtern.

Für alle Rezepte gilt: Salz, wenn überhaupt, sparsam verwenden, scharfe Gewürze möglichst weglassen, Sahne ebenfalls sparsam verwenden.

Verwendete Abkürzungen: TL = Teelöffel
EL = Eßlöffel
MS = Messerspitze

Vegetarische Brotaufstriche

Das Brot ist bei uns ein nicht mehr wegzudenkendes traditionelles Lebensmittel. Vollkornbrot hat seinen berechtigten

Platz in der Vollwertküche. Es ist vitamin-, mineralstoff- und ballaststoffreich. Statt Wurst und zuckersüßer Marmeladen können leckere Brotaufstriche aus Getreide, Hülsenfrüchten und frischem Obst selbst zubereitet werden.

Curry-Erdnuß-Paste

25 g	Sonnenblumen- oder Sesamöl
50 g	Erdnußmus
1–2 TL	Curry
etwas	Pfeffer

Erdnußmus mit dem Öl verrühren und mit den Gewürzen abschmecken.

Avocado-Creme

1	reife Avocado
50 g	Tofu, zerbröselt
25 g	gemahlene Nüsse
etwas	Zitronensaft

Die Zutaten miteinander verrühren, mit dem Zitronensaft abschmecken. Dieser Aufstrich sollte frisch verzehrt werden, da das Avocadofruchtfleisch sich leicht braun färbt.

Grünkern-Brotaufstrich

125 g	Grünkern
¼ Liter	Wasser
1 TL	Gemüsebrühe
3 EL	Sesammus (Tahin)
2	Knoblauchzehen
1	Zwiebel
4 TL	Majoran
3 TL	Kräutersenf

Grünkern grob mahlen und mit Wasser und Gemüsebrühe aufkochen und 20 Minuten bei kleinster Hitze ausquellen lassen. Nach dem Auskühlen Sesammus, feingeriebene Knoblauchzehen und Zwiebel, Majoran und Senf dazugeben und alles gut durchkneten. Einige Stunden im Kühlschrank durchziehen lassen.

Carob-Nuß-Creme

1 Teil	Nußmus
1 Teil	Honig
1 Teil	Carobpulver
1 Teil	Butter

Alle Zutaten zu gleichen Anteilen miteinander verkneten und im Kühlschrank aufbewahren.

Kräuterquark

250 g	Quark (evtl. etwas Milch)
1 Bund	frische Kräuter
	(Petersilie, Schnittlauch, Pimpinelle und Kerbel)
etwas	Zitronensaft

Quark mit Zitronensaft vermischen, je nach Konsistenz noch etwas Milch unterrühren. Die frischen Kräuter fein wiegen und unter den Quark heben. Der Kräuterquark schmeckt auch gut zu Pellkartoffeln.

Früchtequark

250 g	Quark
125 g	Früchte der Saison
	(z.B. Erdbeeren, Pflaumen, Pfirsiche)
(1 EL	Ahornsirup oder Honig)

Früchte pürieren und mit dem Quark vermischen. Bei Bedarf noch etwas Honig oder Ahornsirup unterrühren.

Müsli oder Frischkornbrei

Getreide ist ein unentbehrliches Grundnahrungsmittel. Roh gegessen, liefert es uns die meisten Vitamine. Deshalb ist ein Müsli aus frisch gequetschten Flocken oder ein Frischkornbrei aus geschrotetem Getreide so wichtig. Kinder mögen Müsli ausgesprochen gerne. Die Zubereitung ist ganz einfach:

- Getreide nach Wahl
- Obst nach Wahl
- Rosinen, Nüsse
- Joghurt oder Milch

Weizen oder eine Getreidemischung mit der Flockenquetsche zu Flocken quetschen oder mit der Getreidemühle schroten und in Wasser einweichen (Flocken 1–2 Stunden, Schrot über Nacht; Hafer auch nur 1 Stunde einweichen, da er aufgrund seines hohen Fettgehaltes schnell bitter werden kann). Für eine Kinderportion reichen 1–2 Eßlöffel.

Vor dem Essen wird das eingeweichte Getreide mit Obst nach Wahl, Rosinen, Nüssen und Joghurt oder Milch vermischt und fertig ist das vollwertige Frühstück.

Soßen

Ketchup

Nudeln mit roter Soße, am liebsten Ketchup, gehören zu den Lieblingsspeisen vieler Kinder. Nicht zuletzt deshalb, weil's so schön rutscht und kind nicht kauen muß. Im Ketchup sind eine Vielzahl von Zutaten und Zusatzstoffen versteckt. Wenn es schon Ketchup sein muß, dann sollte eine Sorte mit möglichst wenig Zusätzen ausgesucht werden. Auch in Bioläden gibt es mittlerweile ein reichhaltiges Angebot an fertigen Tomatensoßen und Ketchup. Hier wird, bislang jedenfalls noch, auf Zusatzstoffe verzichtet. Wer diesen Renner auf Kindertellern (und nicht nur dort) vollwertig gestalten möchte, kann Vollkornnudeln wählen und die Soße selbst zubereiten.

Tomatensoße natur

20 g	Butter
1	Zwiebel
500–750 g	reife Tomaten
	Saft einer halben Zitrone
	Tomatenmark

Feingeschnittene Zwiebeln und Knoblauch in Butter glasig dünsten. Zerschnittene Tomaten mit Zitronensaft pürieren, zu den gedünsteten Zwiebeln geben und bei Bedarf aufwärmen. Um eine etwas cremige Konsistenz zu erreichen, etwas Tomatenmark hinzufügen.

Gibt es zum Essen sonst keine Gemüsebeilage, dann können kleinste Paprika-, Zucchini-, Lauch- und/oder Möhrenstücke in die Soße gegeben und 5 Minuten zusammen gegart werden.

Zwischendurch oder vor dem Hauptgericht: Salate und Rohkost

Kinder sind begeistert, wenn sie bei der Essenszubereitung zugucken, mitmachen und vor allem naschen dürfen. Läßt man sie gewähren, so holen sich die meisten Kinder ihre Rohkostportion tatsächlich vor dem Hauptgericht. Sie naschen nach Herzenslust Möhrenschnitzel und alles, was sonst noch so Kleingeschnittenes in die Töpfe kommen soll. Viele Kinder mögen keine Salatsoße. Damit am Familientisch trotzdem gemeinsam gegessen werden kann, wird die Soße in einem solchen Fall einfach dazugestellt und wer mag, rührt sie unter seine Salatportion.

Rote Bete-Möhren-Salat

3	Möhren
1	rote Bete
1	Apfel
1	kleine Zwiebel
1	Bund fein gewiegte Salatkräuter (getrocknet oder frisch)
5 EL	Joghurt

Gemüse und Apfel fein raspeln, Salatkräuter und Joghurt unterheben.

Möhrensalat

3	Möhren
1 EL	Haselnußmus
3 EL	Joghurt

Möhren fein raspeln und mit Nußmus und Joghurt vermischen.

Blumenkohlsalat mit Möhren

1	kleiner Blumenkohl
2–3	Möhren
100 g	Feldsalat oder (1 Bund gemischte Kräuter)
1	Becher Sauerrahm

2 TL körniger Senf
3 EL Obstessig oder Zitronensaft
2–3 Zwiebeln oder
(1 Bund Frühlingszwiebeln)

Blumenkohl in Röschen teilen und in Scheiben schneiden. Möhren raspeln. Feldsalat oder Kräuter in schmale Streifen schneiden.

Sauerrahm mit Senf und Essig verrühren und feingeschnittene Zwiebeln dazugeben. Über das vorbereitete Gemüse geben und gut mischen.

Brokkolisalat

ca. 500 g Brokkoli
1–2 Stück Zuckermais
200 g rote Paprikaschoten
2–3 Möhren
1 rote Zwiebel
3 EL Obstessig oder Zitronensaft
4 EL kaltgepreßtes Olivenöl
2 TL körniger Senf
schwarze Oliven nach Bedarf
Pfeffer aus der Mühle

Vom Brokkoli Blätter abschneiden und Stiel (er kann auch mitverwendet werden) dünn schälen und zerkleinern. Maiskörner abperlen, Paprikaschoten in feine Streifen schneiden, Möhren in Scheiben schneiden, Zwiebel fein würfeln. Essig, Öl, Senf und Pfeffer cremig rühren, über das vorbereitete Gemüse gießen und gut mischen. Mit Oliven garnieren.

Reissalat

1 Tasse Vollkornreis
2 Tassen Wasser

1	frische Ananas
200 g	Champignons
2 Stück	Zuckermaiskolben
	eine Prise Salz
	etwas naturreiner Apfelsaft
	Curry nach Belieben

Reis in Salzwasser aufkochen und auf kleinster Flamme ca. 30 Minuten garen. Die Maiskolben ca. 10 Minuten in kochendem Wasser garen und anschließend abkühlen lassen. Die Ananas schälen und in kleine Stücke schneiden. Den Saft auffangen! Champignons in Scheiben schneiden. Maiskörner vom Kolben lösen (am einfachsten geht es, wenn man mit einem Messer von oben nach unten am Kolben entlangschneidet). Alle Zutaten in einer Schüssel zusammenmischen und nach Belieben mit Apfelsaft und Curry abschmecken.

Suppen

Tomatensuppe

1	kleine Zwiebel
1 EL	Olivenöl
1 EL	Vollkornmehl
0,2 Liter	Tomatensaft
2 EL	Vollkornreis (bereits fertig gegart)

Zwiebel fein würfeln und in Öl dünsten, das Mehl dazugeben und mit dem Tomatensaft ablöschen. Gut durchrühren und aufkochen lassen. Zum Schluß den Reis zugeben. Nach Belieben mit Salz und Pfeffer abschmecken. Oft ist es jedoch nicht nötig, da häufig Tomatensaft bereits gesalzen und gewürzt ist.

Gemüsecremesuppe

500 g	Gemüse nach Wahl
	(Blumenkohl, Brokkoli, Kürbis) in
½ Liter	Wasser garen und pürieren.
2 EL	Sahne dazugeben und mit
	Salz, Pfeffer und frischen Kräutern abschmecken.

Hauptgerichte

Gefüllte Zucchini

1 Tasse	Hirse
2	große Zucchini
2	Möhren
1	Zwiebel
1 EL	Crème fraîche
	etwas Oliven- oder Sesamöl
	Curry
	Käse

1 Tasse Hirse mit 2 Tassen Wasser zum Kochen bringen und auf kleinster Flamme gar ziehen lassen. Die Zucchini halbieren, aushöhlen und in eine feuerfeste Form legen. Das Zucchinifleisch fein würfeln und mit den fein geraspelten Möhren und der gewürfelten Zwiebel in einer Pfanne in Öl garen. Die Hirse dazugeben, mit Curry und Crème fraîche abschmekken, und die Masse in die Zucchinihälften füllen. Etwas Käse darüber streuen, und bei 180° C im Ofen 20–30 Minuten backen.

Anstelle von Zucchini können auch andere Gemüse gefüllt werden, z.B. Tomate, Paprika, Kürbis, Pilze.

Schnelle Spanische Tortillas

1	Möhre
1	Zwiebel
1	Paprikaschote
1	Kartoffel
1	Knoblauchzehe
2	Eier
	Olivenöl
	Paprikapulver, Pfeffer

Das Gemüse ganz fein würfeln und unter Rühren in der Pfanne garen. Mit Paprikapulver und Pfeffer abschmecken. Nach 5 Minuten 2 verquirlte Eier über das Gemüse verteilen, Deckel auf die Pfanne legen, Hitze abstellen und 10 Minuten gar ziehen lassen.

Pizza

Für den Teig:

400 g	Weizenvollkornmehl
1	Päckchen Trockenhefe
¼ Liter	lauwarme Milch
1	Prise Salz
2 EL	Olivenöl

Mehl und Hefe vermischen und Milch, Öl und Salz dazugeben. Den Teig gut durchkneten, bis er wie eine weiche Kugel aussieht und ca. 30 Minuten an einem warmen Ort gehen lassen. Den Teig auf ein gefettetes Backblech ausrollen und mit Öl einpinseln. Den Belag darauf verteilen.

Für den Belag:

5–7	Tomaten
etwas	Tomatenmark
1	Zwiebel
2	Paprikaschoten

250 g Champignons
200 g Käse
Salz, Pfeffer, Oregano und Kräuter der Provence

Tomaten pürieren und in einer Pfanne mit den Gewürzen aufkochen. Um eine cremige Konsistenz zu erreichen, etwas Tomatenmark dazugeben. Tomatensoße auf dem Pizzaboden verteilen. Gewürfeltes Gemüse darauflegen, mit geriebenem Käse bestreuen und bei 200° C 30 Minuten backen. Das Rezept reicht für ein großes Backblech. Was übrig bleibt, kann eingefroren werden.

Der Hefeteig ist auch Grundlage für selbstgebackene Brötchen. Nach Belieben noch Rosinen oder Sesam oder Sonnenblumenkerne hinzufügen, kleine Brötchen formen und im Ofen backen. Wie fast alle Arbeiten mit Teig, bereitet es Kindern viel Spaß, ihre eigenen Brötchen zu kneten und zu formen.

Kartoffelkroketten

1 kg Kartoffeln
100 g Hafer
2 TL Kümmel
2 EL Sauerrahm
6 EL Vollkornsemmelbrösel
Butter zum Ausbacken

Kartoffeln mit einer Tasse Wasser 30 Minuten kochen, schälen, mit dem Kartoffelstampfer zerdrücken und auskühlen lassen.

Frischgemahlenen Hafer, Kümmel und Sauerrahm dazugeben und Kartoffelteig durchkneten. Runde oder längliche Kroketten formen, in den Semmelbröseln wälzen und bei mäßiger Hitze in Butter auf allen Seiten backen. Ergibt je nach Größe 10–16 Stück.

Kartoffelkroketten schmecken gut als Beilage zu Hülsenfrüchten, Gemüse oder zu frischen Salaten.

Hirsefrikadellen

¾ Liter	Wasser
1 TL	Gemüsebrühe
1	kleine Möhre
1	kleine Lauchstange
1	kleines Stück Sellerie
225 g	Hirse
1–2	Zwiebeln
2 EL	gehackte Petersilie
2 EL	Majoran
5 EL	Hefeflocken
	Vollkornsemmelbrösel

Wasser mit Gemüsebrühe, feingeschnittener Möhre, Lauchstange und Sellerie aufkochen. Hirse einrühren und 10 Minuten kochen, anschließend bei kleinster Hitze 20 Minuten ausquellen lassen.

Zur abgekühlten Hirse feingeschnittene Zwiebel, gehackte Petersilie, Majoran und Hefeflocken rühren. 10–12 Frikadellen formen und in Vollkornsemmelbrösel wenden. In Butter bei mäßiger Hitze auf beiden Seiten backen.

Als Beilage eignen sich frische Salate oder gedünstetes Gemüse mit Soße.

Da die Getreidebratlinge bei Kindern sehr beliebt sind, gleich noch ein Rezept:

Grünkernbratlinge

250 g	grobes Grünkernschrot
2	Zwiebeln
2–3	Möhren

1 Stange	Lauch
50 g	Butter
ca. ½ Liter	Gemüsebrühe
1–2	Eier, je nach Größe
100 g	geriebenen Käse
	Pfeffer, Muskat, Salz,
	wenn kind mag, auch etwas Thymian
	Vollkornpaniermehl zum Abbinden

Zwiebeln, Möhren und Lauch klein schneiden und in Butter andünsten. Grünkernschrot dazugeben und mit der Gemüsebrühe ablöschen. Alles zusammen 10 Minuten mit Deckel garen lassen. In die abgekühlte Masse Ei, Käse, Gewürze geben und gut durchkneten. Je nach Konsistenz noch Paniermehl dazugeben. Aus der Masse Frikadellen formen und in Fett (Butter, Erdnußöl oder Kokosfett) von beiden Seiten braten. Am besten gelingen die Frikadellen in einer guten Email-Pfanne, weil dort die knusprige Hülle nicht anbacken kann. Die Frikadellen eignen sich auch sehr gut zum Tiefgefrieren. Solch ein Vorrat kann sehr nützlich sein, wenn's mal schnell gehen soll.

Gemüseschaschlik

ca. 1 kg	unterschiedliches Gemüse
	(z.B. Auberginen, Champignons, Paprika
	Zucchini, Zwiebeln)
	Pfeffer aus der Mühle
ca. ¼ Liter	kaltgepreßtes Olivenöl
16–20	Holzspieße
	Curry

Gewaschenes und geputztes Gemüse in etwa gleich große Würfel schneiden und auf Holzspieße aufreihen, farblich abwechseln. Mit Pfeffer bestreuen, in Deckelpfanne bei mäßiger Hitze in reichlich Olivenöl ausbacken.

In der angeheizten Röhre (100° C) warm halten, bis alle Spieße gebacken sind. Mit Paprika und Curry bestreut servieren. Dazu paßt Naturreis oder Vollkornbaguette mit Tomatensoße.

Zwischendurch, als Nachtisch oder wenn es mal etwas Besonderes sein soll – auch in der Vollwertküche wird genascht

Süßer Reisbrei

1 Tasse	Reis
2 Tassen	Wasser
250 g	Quark
3 EL	Ahornsirup
	Saft von einer halben Zitrone
	Vanillepulver
ca. 500 g	Obst nach Wahl

Reis mit Wasser aufkochen und 30 Minuten bei kleiner Flamme ausquellen lassen. Obst waschen und würfeln. Reis mit Quark, Ahornsirup, Zitronensaft und Vanillepulver vermischen und zum Schluß das Obst unterheben. Dieser Obstreis schmeckt im Sommer auch als Hauptgericht.

Buttermilchkekse

250 g	Weizen- oder Dinkelmehl
150 g	Butter
8 EL	Buttermilch
1	Eigelb
1 TL	Zimt
2 EL	Haselnuß- oder Mandelstückchen
1 EL	Vollrohrzucker

Mehl, Butter und Buttermilch schnell zu einem geschmeidigen Teig verkneten. Den Teig ausrollen und verschiedene Formen ausstechen. Auf ein gefettetes Backblech legen und jedes Plätzchen mit Eigelb bestreichen und mit einer Mischung aus Zimt, Nüssen und Zucker bestreuen. Im vorgeheizten Ofen bei 200° C ca. 20 Minuten backen.

Popcorn

125 g	getrocknete Maiskörner (Popcorn- oder Puffmais)
2 MS	Salz oder
1 TL	Honig

Maiskörner in einen großen Topf mit dickem Boden geben. Der Topfboden darf davon nur knapp bedeckt sein. Topf mit Deckel auf die heiße Herdplatte stellen und ununterbrochen hin- und herschieben. Wenn die Körner zu platzen beginnen, es kracht dann im Topf, so lange weiterschieben oder durchschütteln, bis es nicht mehr kracht. Dann sofort den Deckel öffnen und das Popcorn in eine Schüssel geben (sonst brennt die unterste Schicht an!). Hauchdünn mit Salz bestreuen oder als süße Variante mit Honig vermischen.

Grießpudding

½ Liter	Milch
1 EL	Honig oder Ahornsirup
50 g	Weizenvollkorngrieß

Milch mit Honig oder Ahornsirup aufkochen. Den Weizengrieß einrühren, bis die Masse nach ca. 5 Minuten dicklich wird. In eine Schüssel füllen und erkalten lassen. Dazu passen Früchte der Saison.

Rote Grütze

½ Liter	naturreiner Apfelsaft
1 kg	Beeren (Johannisbeeren rot und schwarz, Erdbeeren, Himbeeren, Brombeeren)
1,5 EL	Gelierpulver (Konfigel, N-Gel: enthalten Pektin und Johannisbrotkernmehl)
	Honig oder Ahornsirup
	Sahne

Apfelsaft mit Beeren und Gelierpulver aufkochen. Mit Honig oder Ahornsirup abschmecken und erkalten lassen. Erst wenn die Grütze kalt ist, wird sie auch fest. Dann kann sie zusammen mit Sahne serviert werden.

Gemüse der Saison

Wer möglichst gering belastetes Gemüse und Obst kaufen möchte, sollte nicht nur auf die kontrolliert biologische Qualität der Ware achten, sondern auch auf die Frische der Lebensmittel, denn Kleinkinder reagieren viel empfindlicher als Erwachsene auf Stoffe, die in nicht ganz frischer Ware entstehen. Auch eine Orientierung am jahreszeitlichen Verlauf ist sinnvoll. Denn nicht jedes Gemüse und Obst wächst zu jeder Zeit gleich gut. Der Einkauf sollte nach der Prämisse: Nicht alles zu jeder Zeit, aber jedes zu seiner Zeit erfolgen. Außerhalb der Saison ist oft ein erhöhter Pflanzenschutzeinsatz erforderlich, da die Pflanze dann nicht die optimale Resistenz gegenüber Krankheiten hat. Während der kalten Jahreszeit kommen die Produkte entweder aus wärmeren Ländern oder werden im Gewächshaus gezogen. Beides verbraucht sehr viel Energie. Welches Gemüse und Obst zu welcher Zeit bei uns wächst, kann dem nachfolgenden Gemüse- bzw. Obstkalender entnommen werden.

Obstkalender

Die dunklen Felder markieren jeweils Monate mit einem Angebot an frischer Ware.

Sorte	Jan	Feb	Mär	Apr	Mai	Jun	Jul	Aug	Sep	Okt	Nov	Dez
Äpfel	■	■	■	■					■	■	■	■
Birnen								■	■	■	■	■
Brombeeren								■	■			
Erdbeeren						■	■					
Himbeeren						■	■					
Johannisbeeren									■			
Kirschen, sauer							■	■				
Kirschen, süß						■	■					
Mirabellen							■	■				
Pflaumen							■	■	■			
Preiselbeeren								■	■	■		
Quitten									■	■	■	
Stachelbeeren						■	■					
Weintrauben						■	■	■	■	■		
Zwetschgen							■	■	■			
Sorte	Jan	Feb	Mär	Apr	Mai	Jun	Jul	Aug	Sep	Okt	Nov	Dez

Gemüsekalender

Sorte	Jan	Feb	Mär	Apr	Mai	Jun	Jul	Aug	Sep	Okt	Nov	Dez
Blumenkohl						■	■	■	■	■	■	
Bohnen							■	■	■			
Brokkoli							■	■	■	■	■	
Chicorée	■	■	■						■	■	■	■
Chinakohl	■	■	■	■		■	■	■	■	■	■	■
Erbsen						■	■	■				
Grünkohl	■	■										■
Kartoffeln	■	■							■	■	■	■
Kohlrabi			■	■	■	■	■	■	■	■	■	
Kürbis								■	■	■	■	■
Mangold					■	■	■	■	■	■	■	
Möhren	■	■	■			■	■	■	■	■	■	■
Paprika							■	■	■	■	■	
Pastinaken	■	■	■							■	■	■
Lauch/Porree	■	■	■	■	■	■	■	■	■	■	■	■
Radieschen				■	■	■	■	■	■	■	■	
Rettich					■	■	■	■	■	■		
Rosenkohl	■	■									■	■
Rote Bete	■	■	■	■	■	■	■	■	■	■	■	■
Rotkohl	■	■	■	■			■	■	■	■	■	■

Sorte	Jan	Feb	Mär	Apr	Mai	Jun	Jul	Aug	Sep	Okt	Nov	Dez
Rübchen	■	■	■							■	■	■
Salatgurke						■	■	■	■	■		
Schwarzwurzel	■	■	■	■								
Spargel				■	■	■						
Spinat			■	■	■							
Tomaten					■	■	■	■	■	■		
Topinambur	■	■	■							■	■	■
Weißkohl	■	■	■	■						■	■	■
Wirsing	■	■	■			■	■	■	■	■	■	■
Zucchini						■	■	■	■	■	■	
Zwiebeln	■	■	■	■	■			■	■	■	■	■

Die Orientierung an Lebensmitteln aus der Region ist oft schon ein ausreichender Hinweis auf die Saisonalität eines Produktes. Regionale Lebensmittel sind auch wegen ihrer geringeren Transportwege zu bevorzugen.

Fliegender Handel

Immer mehr frische Produkte wie Gemüse und Obst kommen über weite Strecken mit dem LKW oder Flugzeug zu uns. Für unser Klima ist dieser Luxus mit erheblichen Auswirkungen verbunden. Das Ozonloch wird immer größer und der Treibhauseffekt durch den zunehmenden Verkehr kräftig angeheizt. Ein Kilo israelische Erdbeeren zum Beispiel legt über 3000 km bis zu unseren Läden zurück, verbraucht jeweils 1,3 Liter Kerosin und belastet die Umwelt mit 3,2 Kilogramm Kohlendioxid und 22,2 Gramm Stickoxiden.

Das Gewächshausgemüse enthält außerdem viel mehr Nitrat als Freilandware. Die hohen Nitratgehalte in pflanzlichen Lebensmitteln gehen zum großen Teil auf eine sehr starke Stickstoffdüngung in der konventionellen Landwirtschaft zurück. Die Gefahr geht jedoch nicht vom Nitrat selbst aus, sondern von seinem Folgeprodukt Nitrit. Nitrit entsteht zum Teil beim Transport beziehungsweise bei der Lagerung des Gemüses, jedoch auch beim Wiederaufwärmen von Gemüsen mit hohem Nitratgehalt (z.B. Spinat). Außerdem wird es bei der mikrobiellen Umsetzung von Nitrat im Verdauungstrakt produziert. Daneben wird Nitrit auch als Pökelsalz in Fleischprodukten eingesetzt.

Dem Stoff kommen nun zwei gesundheitsgefährdende Aspekte zu. Zum einen kann es mit Eiweißbestandteilen (Amine) der Nahrung zu den stark krebserregenden Nitrosaminen umgewandelt werden. Zum anderen blockiert Nitrit direkt den Sauerstofftransport durch die roten Blutkörperchen. Letzteres spielt gerade bei Säuglingen eine wichtige Rolle, da es durch diesen Prozeß zur »inneren Erstickung« (Blausucht) kommen kann.

Die unterschiedlichen Gemüsesorten können aufgrund ihres durchschnittlichen Nitratgehaltes in drei Gruppen eingeteilt werden:

Hoher Nitratgehalt mehr als 1000 mg/kg	**Mittlerer Nitratgehalt 500–1000 mg/kg**	**Niedriger Nitratgehalt unter 500 mg/kg**
Endivie	Blumenkohl	Auberginen
Feldsalat	Chinakohl	Bohnen
Fenchel	Grünkohl	Brokkoli
Kohlrabi	Kartoffeln	Chicorée
Kopfsalat	Möhren	Erbsen
Mangold	Sellerie	Gurken
Radieschen	Weißkohl	Lauch

Hoher Nitratgehalt mehr als 1000 mg/kg	**Mittlerer Nitratgehalt 500–1000 mg/kg**	**Niedriger Nitratgehalt unter 500 mg/kg**
Rettich	Wirsing	Paprika
Rhabarber	Zucchini	Rosenkohl
Rote Bete		Rotkohl
Spinat		Schwarzwurzeln
		Spargel
		Tomaten
		Zwiebeln

In Anlehnung an: Verbraucher-Zentrale, Nitrat in Wasser und Gemüse, Düsseldorf 1991

Die Nitratbelastung in Gemüse hängt von verschiedenen Faktoren ab. Entscheidend ist das Nitratangebot im Boden, Art und Sorte der Pflanze, die Speicherfähigkeit bestimmter Pflanzenteile und die allgemeinen Wachstumsbedingungen (Lichtintensität, Belichtungsdauer, Temperatur). Der Nitratgehalt ist in Blattstielen, Sproßachsen, den älteren Blättern und im Wurzelbereich höher als in anderen Pflanzenteilen, außerdem wird Nitrat durch Sonneneinstrahlung abgebaut. Praktisch bedeutet dies, daß die Pflanzen in Zeiten geringer Sonneneinstrahlung (Winter, morgens) auch mehr Nitrat enthalten. Um den Nitratgehalt zu senken, sollten folgende Regeln beachtet werden:

- Gemüse saisongemäß und möglichst regional einkaufen,
- Treibhausware vermeiden,
- beim Einkauf auf die Frische achten und das Gemüse zu Hause kühl und nicht zu lange lagern,
- Mittelrippen, ältere Blätter und Blattstiele von nitratreichen Pflanzen entfernen,
- Gemüse gründlich waschen,
- Reste von nitratreichen Gemüsegerichten nicht wieder aufwärmen oder länger warm halten,

- nitratreiches Tiefkühlgemüse schnell auftauen, am besten noch tiefgefroren erhitzen,
- für die Säuglings- und Kleinkindernährung auf nitratarme Gemüse ausweichen,
- Gemüse aus kontrolliert biologischem Anbau bevorzugen, jedoch schützt die Anbauweise nicht vor hohen Nitratgehalten regelrechter Nitratsammler (siehe Tabelle auf Seite 131/132),
- beim eigenen Gemüseanbau auf Kunstdünger verzichten und organischen Dünger sparsam verwenden. Nitratreiche Gemüse erst am Abend ernten.

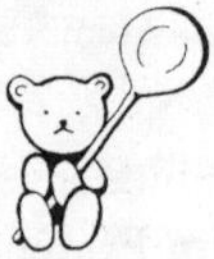

Zusammenfassung

- Kleinkindkost ist modifizierte Erwachsenenkost.
- Kinder brauchen Zwischenmahlzeiten.
- Sparsam mit Salz und scharfen Gewürzen umgehen.
- Süßungsmittel sind meistens überflüssig.
- Die Lebensmittel sollten immer frisch sein.
- Kaufen Sie saisonal und regional ein.

9 Ernährungserziehung – Ernährungsentwicklung

Dieses Kapitel möchten wir Ihnen ganz besonders ans Herz legen, denn zu einer gesunden Ernährung gehören nicht nur die richtigen Zutaten, auch das Ambiente ist wichtig. Ein natürliches, lustvolles Verhältnis zum Essen und eine Geschmacksentwicklung, die durch eine vollwertige Eßkultur geprägt ist, sind die besten Voraussetzungen, die sie Ihren Kindern gegen Freß- und Magersucht und ernährungsbedingten Zivilisationskrankheiten mit auf den Weg geben können. Essen ist eine wichtige soziale Handlung – wie bei Ihnen dieses Ritual zu Hause abläuft, ist für den späteren Umgang Ihres Kindes mit dem Thema Essen prägend.

Aus Hunger wird Appetit – Entwicklung von Eßgewohnheiten

Zunächst ist Hunger der Ausdruck der Bedürfnisse nach Nahrung und Nähe. Bei Kindern funktioniert der Mechanismus von Hunger und Sättigung, Bekömmlichkeit und Abneigung noch natürlich, ungebrochen durch kulturelle und soziale Einflüsse. Seelische Motive und körperliche Empfindungen bestimmen auch im weiteren Leben das Eßverhalten von Kindern. Sie entwickeln ein gezieltes Verlangen nach bestimmten Lebensmitteln oder Gerichten, deren Genuß sie schon einmal als lustvoll erlebt haben. Mit Vorlieben sind oft besondere Situationen verbunden – Appetit richtet sich auf Bekanntes. Da Essensgewohnheiten individuell sind, sollten Hunger, Appetit, Vorlieben und Abneigungen sehr einfühlsam behandelt werden. Eltern fällt es oft schwer, die von ihrem Zögling bevorzugte Zusammenstellung von Lebensmitteln zu akzeptieren.

Neben der oft bemängelten Einseitigkeit der kindlichen Nahrungswünsche stoßen sich die Erwachsenen oft auch am unkonventionellen Verhalten ihrer Kinder, die mit den üblichen Gewohnheiten kollidieren. Eltern wollen in der Regel nicht gerne Kartoffelbrei schon zum Frühstück essen und haben für solche »Mätzchen« nicht viel übrig.

In einem amerikanischen Versuch überließ man den Kindern die Auswahl ihrer Lebensmittel vollkommen selbst. Auch wenn die Mahlzeiten für sich unausgewogen waren, über einen längeren Zeitraum ernährten sich die Kinder ihrem Bedarf entsprechend.

Clara-Davis-Studie

Bereits in den 30er Jahren führte die Amerikanerin mehrere Versuche durch, bei denen Kinder im Alter von sechs bis elf Monaten ihre Lebensmittel selbst auswählen konnten. Diese Kinder hatten, da sie gerade erst abgestillt worden waren, keine Erfahrung mit anderen Lebensmitteln und Eßgewohnheiten. Die Versuche dauerten zum Teil bis zum dritten Lebensjahr der Kinder. Obwohl die Auswahl von vornherein auf vollwertige Lebensmittel eingeschränkt war, mußten die Kinder dennoch zwischen vielen Einzelkomponenten auswählen.

Das Ergebnis dieser Studie war, daß sich alle Kinder ausgewogen ernährten. Viele Kinder bildeten während des Versuchs ganz individuelle Vorlieben für bestimmte Nahrungsmittel wie zum Beispiel Milchprodukte oder Fleischwaren aus, die sie weit häufiger verzehrten als andere Kinder.

Insgesamt betrachtet, aßen die kleinen Versuchsteilnehmer, mit Ausnahme von Salat und Spinat, fast alles und entwickelten sich, wie es ihrer Altersgruppe entsprach.

Mit zunehmendem Alter und wachsender Sinneserfahrung werden die Nahrungspräferenzen nicht mehr überwiegend durch den körperlichen Bedarf bestimmt, sondern zunehmend durch subjektive und soziale Faktoren. Durch die wachsende Teilnahme am kulturellen und sozialen Leben bekommen diese Aspekte einen größeren Stellenwert als die biologischen Regelmechanismen. Zunehmend bilden sich Bevorzugung von einzelnen Lebensmitteln und Speiseabneigungen heraus. Bei der Entwicklung von Vorlieben und Abneigungen haben die Eltern bzw. der Elternteil, der in der Regel kocht, durch die Auswahl der Speisen einen großen Einfluß auf diesen Prozeß. Neben diesen eher unbewußten Prägungen wollen Eltern auch durchsetzen und formen: Essensrhythmen, -konventionen, Verbote von bestimmten Lebensmitteln … . Oft artet an diesen Punkten die Ernährungserziehung dann zu einem zermürbenden Kampf zwischen den Forderungen der Eltern und den Verweigerungen und Gegenreaktionen der Kinder aus. Deshalb sollten Eltern ihre Ernährungsgewohnheiten beizeiten auf Gesundheitsverträglichkeit überprüfen und gleichzeitig ihrem Nachwuchs Raum für individuelle Vorlieben geben.

Spiegelbild – Das gute Beispiel ist wichtig

Kinder gucken alles ab – dieses Verhalten hat der Menschheit das Überleben gesichert. Bedenken Sie daher, daß das Eßverhalten der Kinder immer nur so gut ist wie das der Eltern.

Unsere Devise lautet deshalb: Seien Sie authentisch! Verbieten Sie Ihren Sprößlingen nicht die Schokolade und »schieben sich dann selber die Riegel rein«. Stehen Sie zu Ihrem Laster, aber in Maßen und mit der entsprechenden Mundhygiene.

Versuchen Sie mit Ihren Kindern eine vernünftige Beziehung zu Lebensmitteln aufzubauen, gehen Sie mit ihnen nach draußen. Zeigen und erklären Sie ihnen, wie zum Beispiel das Getreide für ihr Vollkornbrot wächst. Lassen Sie ihre Kinder möglichst frühzeitig selbst Erfahrungen in diesem Bereich machen. Legen Sie zum Beispiel mit ihren Kindern ein kleines Gemüsebeet an, oder bepflanzen Sie einen Balkonkasten, einen Blumentopf mit Kräutern. (Kinder lieben es, für einen kleinen eigenen Bereich selbst verantwortlich zu sein.) Mit der eigenen Erfahrung wächst die Erkenntnis, wieviel Zeit und Arbeit vor dem Genuß kommt.

Auch Ihre Küche ist ein Ort, der für das kindliche Verständnis und die Erfahrung wichtig ist. Beziehen Sie Ihr Kind, seinen altersbedingten Möglichkeiten entsprechend, auch in die Zubereitung der gemeinsamen Mahlzeiten ein. Rühren, Ausrollen, Pellen, Pulen und Schnibbeln wird gerne von Ihren »Assistenten« übernommen. Sicherlich sieht die Küche nach vollbrachtem Werk anders aus, als hätten Sie alleine gekocht, doch die gemeinsame Sache und der Spaß, den Sie dabei erleben, sollte es Ihnen wert sein. Sperren Sie Kinder nicht aus diesem Lebensbereich aus, denn hier geht es nicht nur um die Qualität der Speisen, auch die Phantasie, die man für die Zubereitung der Mahlzeit braucht, wird so frühzeitig angesprochen.

Der Eßtisch

Meist ist die Familie werktags nur zum Abendessen komplett versammelt. Die Mehrheit der Familien benutzt diese kurze Zeit des allabendlichen Zusammenseins als Forum, in dem die

Geschehnisse des Tages besprochen und gemeinsame Unternehmungen geplant werden. Der Eßtisch ist erfahrungsgemäß auch ein Ort der Auseinandersetzung. Kinder testen, wo ihre Grenzen liegen, und Eltern müssen abwägen, ob Kinder das Essen zur Durchsetzung anderer Ziele benutzen. Am Tisch spiegelt sich der Umgang miteinander wider, deshalb sollten Sie sich hierfür Zeit nehmen. Zeigen Sie aber auch, daß das Essen nicht das geeignete Druckmittel für die Problemlösung ist. In den meisten Fällen ist eine ernst gemeinte verbale Auseinandersetzung der bessere Weg. Bedenken Sie, was an Ihrem Tisch an Verhalten gelernt wird, ist ein sehr stabiles Muster, das als Rüstzeug mit ins Erwachsenenalter genommen wird. Ein »In-sich-hinein-Fressen« von Problemen ist keine Lösung. Die Programmierung, Essen als »Seelentröster« zu sehen, rächt sich mit Gewichtsproblemen in stressigen Zeiten.

Legen Sie Wert auf Eßkultur, und gestalten Sie diesen Teil Ihres Zusammenlebens sinnlich, genußvoll und gesund.

Damit das natürliche Verhältnis zu Lebensmitteln und dem Essen sich auch bei Ihnen zu Hause durchsetzen kann, müssen sich auch Großmütter, Onkel, Tanten und Bekannte an die Spielregeln halten. Eine Sympathiebekundung mit Schokolade auszudrücken, mit Süßem zu belohnen oder durch Entzug zu strafen, stellen wohl kaum die richtige Unterstützung für Ihre Ernährungserziehung dar. Sprechen Sie mit Ihren Verwandten und Freunden über dieses Thema, erklären Sie ihnen, daß gemeinsames Spielen, Basteln oder Geschichtenerzählen für eine innige Beziehung wichtiger sind, als eine durch Bonbons geförderte Zuwendung.

Zwischenmahlzeit

Kinder brauchen öfter eine Zwischenmahlzeit als Erwachsene, denn das Herumtoben verbraucht sehr viel Energie. Der

Wunsch nach einem kleinen »Snack« ist nicht der Versuch, die gemeinsamen Mahlzeiten zu boykottieren, sondern ein physiologisches Bedürfnis eines kleinen Kindes.

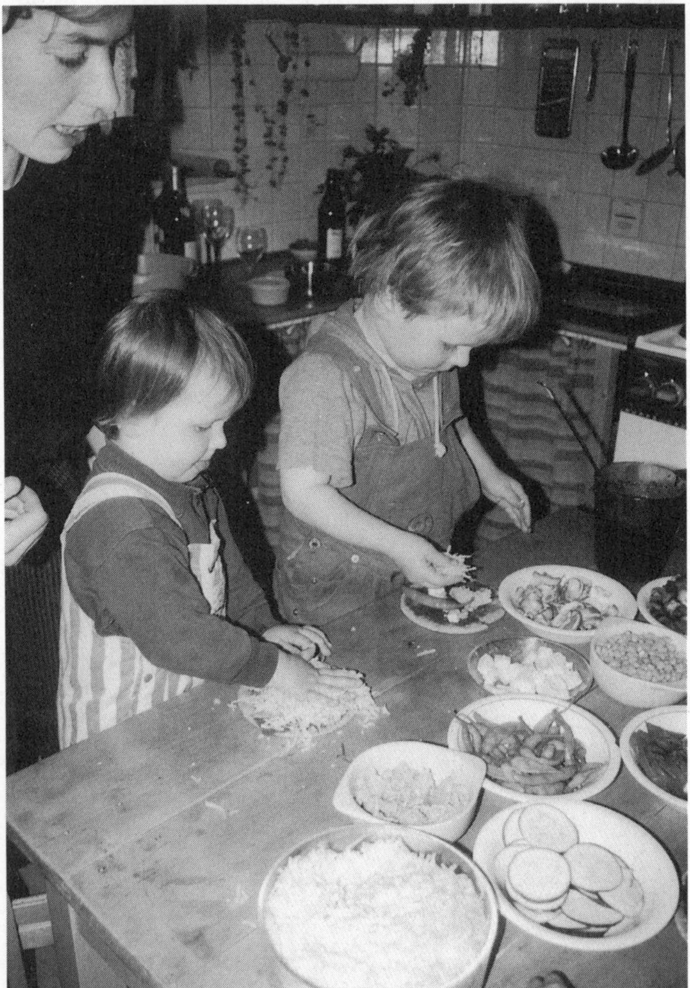

Damit Sie Ihren Tagesrhythmus im großen und ganzen beibehalten können, aber auch Ihr Kind zu seinem Recht kommt, geben wir hier ein paar Tips:

- Gewöhnung an regelmäßige Mahlzeiten bietet Ihnen und Ihrem Kind Orientierungspunkte im Tagesablauf.
- Kinder sollten die Möglichkeit haben, zwischendurch etwas zu essen.
- Die Frage nach etwas Süßem kann auch eine Bitte um Aufmerksamkeit sein. Außerdem gibt es ja auch Vollwertsnacks. (Wer sagt denn, daß es in der Vollwertküche nichts zu naschen gibt?)
- Akzeptieren Sie, wenn Kinder auch einmal wenig oder nichts essen wollen. Niemand darf gezwungen oder auch nur überredet werden, über seine Sättigungsgrenze hinaus Nahrung zu sich zu nehmen. Damit schränken Sie die Ernährungsfreiheit und auch die Entwicklungsmöglichkeiten des Kindes, das Sattsein zu empfinden, ein. Seien Sie sicher, die Sonne wird auch scheinen, wenn der Teller nicht leer gegessen wurde.

Zwergenjoghurt und Monstersüppchen

Wer war nicht schon einmal versucht, ein besonderes, extra auf die Bedürfnisse von Kindern abgestimmtes Lebensmittel zu kaufen. Diese eigens für den kindlichen Konsum produzierten Produkte nutzen Ihre Unsicherheit und Fürsorge für Ihre Kinder aus und sind eiskalte Geldschneiderei. Spätestens ab dem zweiten Lebensjahr brauchen Kinder keine »Extrawurst« mehr. Einige dieser Lebensmittel sind extra süß, das heißt in den ohnehin übersüßten Speisen gibt es noch mal einen »Kinderzuschlag« . Die Gewöhnung an Unmengen von Zucker mit allen seinen nachteiligen Folgen ist durch solche unverantwortlichen Praktiken vorprogrammiert.

Bei den meisten Produkten handelt es sich außerdem um stark

verarbeitete Industrieprodukte, die zudem noch unnötige Mengen an Zusatzstoffen und Salz enthalten. Lassen Sie sich durch die häufig doppelt so teuren Produkte nicht »das Geld aus der Tasche ziehen«. Kinder können auch ohne Witzprodukte und Abziehbildchen intelligent und groß werden.

Vollwertkost in Kindertagesstätten

In Kindertagesstätten können die Kinder die regelmäßigen Mahlzeiten gemeinsam erleben und diese selbstverständlich mit der Vollwerternährung in Zusammenhang bringen. Ein regelmäßiger Rhythmus und festgelegte Regeln (z.B. keine Süßigkeiten mitzubringen) werden in der Gemeinschaft mit anderen Kindern schnell akzeptiert.

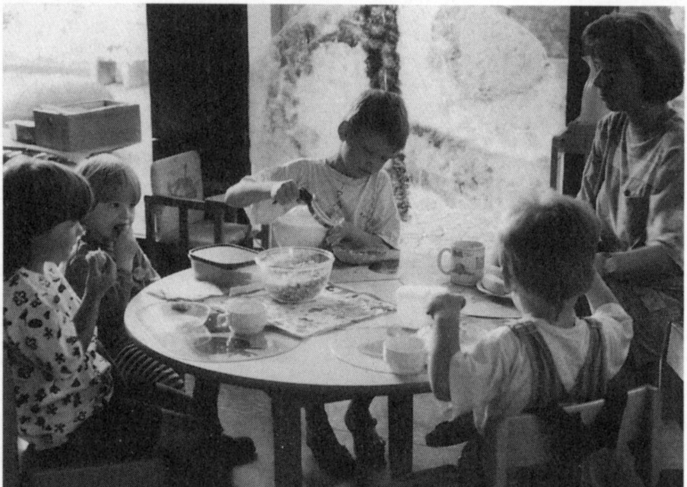

In der Kindertagesstätte »Rabennest« in Siegburg beispielsweise waren sich die Eltern einig, ihre Kinder vollwertig verpflegen zu lassen. Mit der Einstellung einer Ernährungswissenschaftlerin, die Erfahrung mit Vollwerternährung in Theorie und Praxis mitbrachte, war der zweite Schritt getan. Mit ihr wurde die Vollwerternährung ein wichtiger Baustein dieser Elterninitiative. Heute haben sich die personellen Verhältnisse schon wieder geändert. Geblieben sind jedoch die wichtigen und guten Erfahrungen mit der Vollwerternährung, und dieses Wissen wird an jede neue Kraft weitergegeben. 80 Prozent der verwendeten frischen Zutaten besorgt sich das »Rabennest« von einem Bauern in der Nähe. Ergänzt wird das Frischeangebot aus dem eigenen Gemüsegarten. Hier legen die Kinder selbst Beete mit Radieschen, Kräutern und Salaten an.

Zum Frühstück gibt es Müsli mit Obst, Nüssen und Joghurt angereichert. Dazu wird Vollkornbrot mit süßem oder herzhaftem Aufstrich gereicht.

Mittags wird Rohkost angeboten. Am beliebtesten sind bei den Kindern gestiftete Gemüsestücke, die nach Belieben in einen Dip getunkt werden können. Als Gemüsesorten eignen sich Möhren, Paprika, Kohlrabi und Radieschen besonders gut. Das Hauptgericht besteht aus gekochtem Getreide und Gemüse. Ein Renner ist im »Rabennest« das »Indianeressen«. Indianer waren das Thema der Woche. Nicht nur im Spiel, auch das Essen wurde nach Indianerart zubereitet und verzehrt. Die gesamte Atmosphäre trug dazu bei, daß die Kinder sich auf den Polenta-Adzukibohnen-Auflauf stürzten und ihn heute immer noch gerne mögen, nachdem Indianer längst kein Rahmenthema mehr sind.

Fleisch wird nur selten angeboten. Kinder brauchen kein Fleisch, um gesund aufzuwachsen, wenn die Zusammenstellung des Essens vielseitig und abwechslungsreich ist. Aber auch unter den Kindern sind die Geschmäcker verschieden, und manche mögen Fleisch ausgesprochen gerne. So kommen die kleinen Fleischliebhaber auch auf ihre Kosten.

Süßigkeiten gibt es im »Rabennest« nicht. Trotzdem wird auch hier schon mal genascht. Das Mittagessen wird mit einer süßen Nachspeise beendet, manchmal gibt es auch Milchreis oder Hirseauflauf mit Obst als Hauptgericht. Zu besonderen Anlässen werden selbstgebackene Kuchen oder Fruchtschnitten angeboten. Als Durstlöscher gibt es Wasser, ungesüßte Kräuter- und Früchtetees.

Daß viele Kinder keine Vollwertkost mögen, widerlegt die Praxis im »Rabennest«. Für die Kinder dieser Einrichtung ist das Vollwertessen genauso normal wie der Mittagsschlaf und die Spiele, die gespielt werden. Natürlich lehnt jedes Kind mal eine Mahlzeit ab, doch kann man nicht gleich davon ausgehen, daß die Vollwertküche die Ursache ist. Im »Rabennest« wird eine Essensverweigerung eher als pädagogische Aufgabe bewertet.

Fast-Food – Eßkultur ade

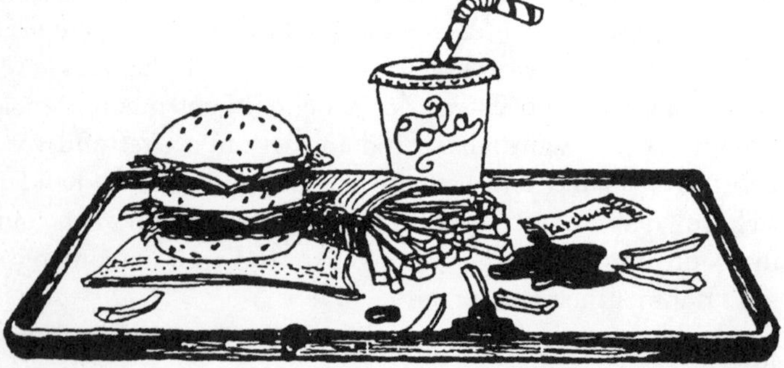

Mittlerweile gehören sie ganz selbstverständlich zum Stadtbild – die Fast-Food-Restaurants. Was mit der Handelskette eines berühmten Hamburgerrestaurants begann, hat längst größere Kreise gezogen. Fast-Food überall: im Kaufhaus, beim »Türken«, am Kiosk und auch als Fischvariante der Hamburgerrestaurants. Eines ist allen diesen Varianten gemeinsam: Das Nahrungsbedürfnis wird schnell und unmittelbar befriedigt. In wenigen Minuten führt man dem Körper zu, was vermeintlich gebraucht wird. Nimmt man sich für das Essen keine Zeit und schlingt in Windeseile das Fertigprodukt herunter, kann der natürliche Sättigungsprozeß gar nicht einsetzen. Die Folge ist, daß oft zu viel gegessen wird. Die gängige Schnellmahlzeit besteht in der Regel aus dem Gegenteil einer vollwertigen Mahlzeit, und enthält:

- zu viel Fett,
- zu viel tierisches Eiweiß,
- zu wenig Ballaststoffe,
- zu viel Salz,
- eine zu hohe Energiedichte.

Diese Form der Gastronomie hat nicht nur schädliche Auswirkungen auf den Konsumenten, sondern zieht auch andere Probleme nach sich:

- wachsende Müllberge durch Einweggeschirr,
- Energieverschwendung durch die Verpackungen und die weiten Transportwege der vorgefertigten Nahrungsmittel,
- stressige, unterbezahlte Arbeitsplätze.

Besonderen Reiz üben die Fast-Food-Restaurants auf Kinder und Jugendliche aus. Dieser Erfolg beruht nicht unbedingt auf der »bestechenden« Qualität der angebotenen Produkte, sondern eher darauf, daß diese Restaurants konsequent auf die Bedürfnisse von Kindern und Jugendlichen, vor allem auf ihren schmalen Geldbeutel, eingehen. Keine gesitteten Tischmanieren, kein Umziehen vor dem Essen, die Auswahl dessen, was der »Teen« essen will, steht ihm vermeintlich frei, auf die gewohnten Eßutensilien wie Geschirr und Besteck wird verzichtet, und kleine Snacks sind billig zu haben. Die

Aufmachung der »Freßtempel« ist überall gleich und vermittelt damit Verhaltenssicherheit, die nicht von Autoritätspersonen gestört wird. Der Familieneßtisch als Gesprächs- und Konfliktpunkt wird so durch die kindlichen Autonomiebestrebungen umgangen.

Die Zuckerdroge

Gehen wir der Frage einmal auf den Grund: Warum stehen süße Speisen bei Kindern und Erwachsenen so hoch im Kurs? Eigentlich wissen wir doch bereits viel über die negativen Wirkungen der weißen Kristalle:

- Zucker verursacht Zahnkaries und kranke Zähne, Zahnschmerzen und hohe Zahnarztrechnungen.
- Man kann geradezu süchtig nach dem Genuß von Süßigkeiten werden.
- Die »süßen Sachen« enthalten nicht viel; ihnen fehlt es an Vitaminen, Mineral- und Ballaststoffen.
- Gezuckerte Lebensmittel machen nur kurze Zeit satt.

Auf der anderen Seite gibt es eine Vielzahl von Gründen, warum wir dennoch nicht von den süßen Freunden lassen können. Schon im Säuglingsalter wird die süße Geschmacksrichtung als angenehm empfunden (Muttermilch schmeckt leicht süß), und zwischendurch läßt sich ein akutes Hungergefühl schnell mit einem Schokoriegel dämpfen. Außerdem sorgt ein hoher Süßigkeitenverzehr zur Ausschüttung von Serotonin, einem Stoff, der wie ein Hormon wirkt und Wohlbehagen hervorruft. Die negativen Folgen einer Karies entwickeln sich über einen langen Zeitraum, an den wir beim Naschen gar nicht denken. Zudem ist die Karies beinahe eine gesellschaftlich anerkannte Wohlstandskrankheit. Und, ist nicht auch unser eigener Süßigkeitenmißbrauch die direkte Folge einer fehlgeleiteten Ernährungserziehung, die mit Süßigkeiten zu belohnen oder zu strafen pflegte? Nicht zuletzt gelten die gezuckerten Snacks als Nervennahrung. Es stimmt zwar, daß das Zentralnervensystem und damit auch das Gehirn auf Glucose als Energielieferant angewiesen ist, der Körper kann sich diesen Zucker aber auch selbst aus hochmolekularen Kohlenhydraten wie zum Beispiel Stärke herstellen.

Süßigkeiten »rutschen« zudem viel besser als Vollwertessen, und man muß nicht lange kauen. Sie verderben nicht und sind an jeder Ecke zu haben.

Fazit: Wer dem Süßen widerstehen will, muß ganz schön weit abrücken von den gesellschaftlich anerkannten Verhaltensweisen des Naschens.

Was könnte ein Ausweg aus diesem Dilemma sein? Um es ganz deutlich zu machen: Der Mensch braucht keine industriellen Zuckertröster. Kinder brauchen keine bestimmte Nuß-Nougat-Creme, um groß und stark zu werden. Ein Erdbeer- oder ein Birnenbrot, Vollkornbrot und frisches Obst nebst Butter tut es auch. Da weiß man, was man hat; den originären Geschmack aus der Natur, Vitamine, Ballaststoffe, Mineralstoffe dazu und anregende Farben fürs Auge.

Und die Moral aus der Geschicht'?

- Essen Sie weniger Süßes, quälen Sie sich aber auch nicht mit einem generellen Süßverbot.
- Stellen Sie Ihre Süßigkeiten und Zwischenmahlzeiten selber her. Wählen Sie nährstoffreichere und gesündere Zutaten.
- Unsere Sensorik möchte auf bestimmte liebgewonnene Geschmackserlebnisse nicht verzichten. Gönnen Sie sich und Ihren Kindern zum Beispiel ab und zu ein Eis beim Italiener – aber tun Sie es bewußt, und putzen Sie danach die Zähne.

Süßwarenindustrie setzt auf Taschengeld

Die Zielgruppe der rund 30.000 verschiedenen Produkte der Süßwarenindustie sind Kinder im Alter von 6–15 Jahren. Immerhin gibt diese Altersgruppe 60 Prozent des ihnen zur Verfügung stehenden Geldes für Süßigkeiten aus und nimmt zusätzlich maßgeblichen Einfluß auf die Kaufentscheidungen der Eltern. Nicht umsonst ist die Süßwarenindustrie der am schnellsten wachsende Bereich innerhalb der Lebensmittelbranche – sollte uns das nicht zu denken geben?

Was gibt es zu den Süßungsmitteln in der Vollwertküche zu sagen?

- Nichts geht über frische Früchte (immer gut waschen, nur grob zerkleinert für Fruchtjoghurts, damit noch was zu beißen übrig bleibt).
- Trockenfrüchte eignen sich ebenfalls zum Süßen.
- Fruchtdicksäfte (zum Beispiel Birnat) sind in jedem Naturkosthandel erhältlich. Bei diesen Süßungsmitteln handelt es sich um die eingedickten Fruchtsäfte.
- **Zuckersirup** enthält 60 Prozent Zucker, viel Wasser und Mineralstoffe. In Deutschland wird er als Vorprodukt des weißen Zuckers aus Zuckerrüben hergestellt. Wegen seine Aromas ist er als Brotaufstrich sehr beliebt, zum Backen eignet er sich meist besser in der Weihnachtszeit als für den Sonntagskuchen.
- **Honig** enthält 80 Prozent Zucker und viel weniger Mineralstoffe und Vitamine als allgemein angenommen wird. Doch ist er ein natürliches Lebensmittel, das wie alle Süßungsmittel dieser Art sparsam verwendet werden sollte.
- **Ahornsirup** eignet sich gut zum Süßen von gekochten und kalten Speisen. Er wird aus dem Saft eines mindestens 40 Jahre alten Ahornbaums gewonnen. Negativ für die dau-

erhafte Anwendung ist die weite Strecke, die er von Kanada bis zu uns zurücklegen muß, und die durch den Transport verursachten Umweltschäden.

- **Brauner Zucker** aus Zuckerrohr. Er enthält immerhin noch geringe Mengen an Mineralstoffen, verglichen mit seiner weißen Schwester, der Raffinade. Für dieses Süßungsmittel gilt dasselbe, was wir, bezüglich des Transportes, schon zum Ahornsirup gesagt haben.
- **Amazake** ist das traditionelle japanische Süßungsmittel aus gekochtem Naturreis.

Jedes dieser Süßungsmittel hat durch seine unterschiedliche Herkunft und den weitgehenden Erhalt des natürlichen Nährstoffverbundes eine eigene Geschmacksnote, die, anders als das »Weißzuckereinerlei«, eine feine Abwechslung der Geschmacksrichtung süß mit sich bringt.

Süßstoff

Diese kalorienarmen Substitute des Zuckers haben für den kindlichen Konsum nur den Vorteil, daß sie keine Karies verursachen. Trotzdem kann man sich natürlich darüber streiten, ob es sinnvoll ist, Kindern süßstoffhaltige Lebensmittel und Getränke zu verabreichen. Unserer Meinung nach kann man auf diese Zusatzstoffe getrost verzichten. Sie führen nur zu einer Gewöhnung der Kinder an die stark süße Geschmacksrichtung und provozieren auf lange Sicht, daß Kinder mehr Zuckriges essen als »süßstoffabstinente« Kinder. Zudem sind mögliche gesundheitliche Gefahren der Süßstoffe nicht ganz auszuschließen.

Karies – keine Fluormangelkrankheit

Mit einer Verbreitungshäufigkeit unter Erwachsenen von 99 Prozent ist Karies die am weitesten verbreitete Erkrankung unter der Bevölkerung der Industrieländer, deren Ausbruch hauptsächlich durch äußere Einflüsse bestimmt wird. Am Zustandekommen von Karies sind verschiedene Parteien beteiligt: Zähne, niedermolekulare Kohlenhydrate und Bakterien (Streptokokkus mutans).

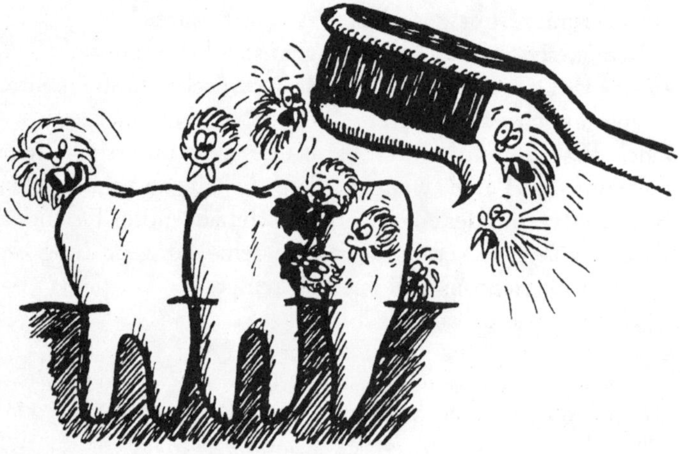

Nach dem Essen oder Naschen verbleiben einige Nahrungsreste und deren Abbauprodukte auf den Zähnen. Diese bilden für die dort angesiedelten Bakterien optimale Lebensbedingungen. Sie bauen die Kohlenhydrate zu organischen Säuren ab, welche dann die Zähne angreifen. Aus der Zahnhartsubstanz und dem Zahnschmelz werden durch den Säureangriff wichtige Mineralien (Kalzium und Fluoride) herausgelöst, das heißt, der Zahn wird entkalkt. Ist die von Bakterienkolonien verursachte Plaqueschicht noch dünn, kann sie durch Zähneputzen entfernt werden, und der Speichel vermag innerhalb von wenigen Stunden nach dem Verzehr der Mahlzeit die Entkalkung (Demineralisation) rückgängig zu machen, also den Zahnschmelz wieder zu remineralisieren. Erfolgt diese Zahnflächenreinigung nicht, so kommt es zur Bildung von Zahnstein, das heißt, der Zahnbelag wird durch die im Speichel enthaltenen Mineralien verstärkt und läßt sich so kaum noch mit der Zahnbürste beseitigen.

Der Beginn einer Karies ist völlig schmerzlos und nur durch geschulte Augen zu erkennen, erst im fortgeschrittenen Stadium wird es durch seine bräunlich-schwarze Verfärbung für jedermann sichtbar.

Kinderzähne sind besonders gefährdet, da nicht die absolute Menge des Zuckerkonsums, sondern die Häufigkeit des Verzehrs entscheidend ist. Es sind vor allem die kleinen Zwischenmahlzeiten, die in regelmäßigen Abständen über den Tag gegessen oder langsam gelutscht werden, die eine besonders schädigende Wirkung zeigen.

Die meisten Kinder bekommen heute von Anfang an ein Kombinationspräparat aus Vitamin D und Fluoriden verschrieben. Wie jedoch schon Paracelsus wußte »Sola dosis facet venenum« – die Menge macht's!

In höheren Konzentrationen sind Fluoride giftig. Überdosierungen können dann die gegenteilige Wirkung haben und nicht nur die Zähne, sondern auch die Knochen erweichen (Fluorose). Die gesundheitsförderlichen und -schädlichen Wirkungen liegen bei Fluor, dessen tägliche Aufnahme für den Säugling mit 0,1 bis 0,25 mg (ein Tausendstel Gramm) angegeben wird, sehr eng beieinander. Kinder mit guter Fluoridversorgung werden möglicherweise dann an den Rand der Vergiftung laviert. Wir halten eine zusätzliche Gabe von Fluor nicht für nötig. Sprechen Sie mit Ihrem Kinderarzt darüber, und lassen Sie sich lieber nur ein Vitamin-D-Präparat verschreiben.

Kariesvorbeugung

- Das A und O der Vorbeugung ist die Entfernung der Plaques von den Zahnoberflächen durch Zähneputzen.

Dabei sollte eine fluoridhaltige Zahnpasta verwendet werden. Dieser Zusatz neutralisiert die von den Bakterien gebildeten Säuren und kann in begrenztem Umfang die Zahnoberflächen remineralisieren.

- Das Zähneputzen sollte jeweils nach dem Essen erfolgen. (Unser morgendliches Zähneputzen sorgt nur für den guten Atem, macht aber für die Kariesprophylaxe wenig Sinn.) Nach dem letzten Zähneputzen am Abend sollte nichts mehr gegessen werden.
- Eine vollwertige Ernährung unter Verwendung von Lebensmitteln mit Biß (zum Beispiel Vollwertbrot und Rohkost) hilft ebenfalls, den Plaquebelag in Grenzen zu halten.

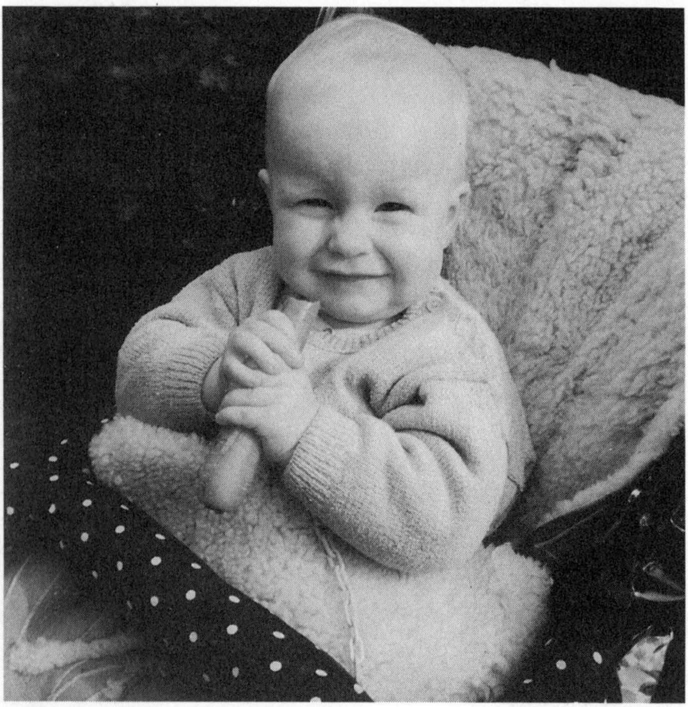

Die Gesunderhaltung der Milchzähne ist für die Kieferentwicklung von entscheidender Bedeutung. Fallen die Milchzähne schon früh der Karies zum Opfer und sind nicht mehr Platzhalter für die späteren bleibenden Zähne, ist die kieferorthopädische Behandlung vorprogrammiert.

Zahnpasta

In vielen konventionellen Zahnpasten sind Stoffe, ausgenommen das schon erwähnte Fluorid, enthalten, die nicht unbedingt der Gesundheitspflege dienen. In der Regel sind Süßstoffe für den »Guten Geschmack«, Binde- und Konservierungsmittel, Farbstoffe, Aufheller und zusätzlich oft auch Bakterienkiller enthalten. Diese Zusätze können unter Umständen Allergien auslösen und sind in jedem Fall überflüssig.

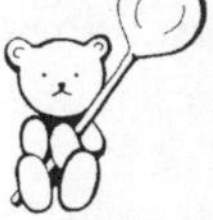

Zusammenfassung

- Fördern Sie das gesunde Hunger- und Sättigungsgefühl Ihres Kindes.
- Seien Sie in Ihrem Ernährungsverhalten authentisch.
- Lassen Sie Ihrem Kind Raum für individuelle Vorlieben.
- Sorgen Sie für ausreichende Zahnhygiene.
- Setzen Sie Nahrungsmittel nicht als Strafe oder Belohnung ein.
- Verzichten Sie auf industrielle Kreationen, die eigens für den kindlichen Konsum produziert werden.
- Unterstützen Sie eine vollwertige Ernährung in Ihrem Kindergarten.
- Fast Food sollte lediglich eine Notlösung sein.
- Machen Sie Ihre Schleckereien selbst und verzichten Sie auf raffinierten Zucker.

10 Mehr als uns lieb ist – Schadstoffe und andere Gefahrenquellen

Dank der Industrie, die sich der Umweltmedien Wasser, Luft und Boden bei der Verteilung ihrer Giftstoffe bedient, sind sie mittlerweile überall – die Schadstoffe. In der Regel sieht und schmeckt man sie nicht, doch sie lauern überall und bedrohen zunehmend die globale menschliche Gesundheit, vor allem die der Kinder, die noch sehr lange mit diesen über Jahre im Körper gespeicherten Giftstoffen leben müssen. Dieses Kapitel stellt den Versuch dar, Ihnen einige Hilfestellungen an die Hand zu geben, die Ihnen gewisse Handlungsmöglichkeiten eröffnen sollen, die Schadstoffbelastung im täglichen Leben zu minimieren. Zu den jeweiligen Stoffgruppen haben wir nur die wichtigsten Vertreter herausgesucht, und dieses Kapitel erhebt nicht den Anspruch auf Vollständigkeit.

Wir leben nicht im Glashaus – Schadstoffe

Wer erinnert sich nicht an die Schreckensmeldungen der letzten Zeit: Pflanzenschutzmittel (Pestizide) in der Gläschenkost, Arsen in Kinderobstsäften, astronomisch hohe Nitratgehalte im Spinat und chronische Bleivergiftungen bei Kindern. Da bewegt uns doch zu Recht die Frage, wie wir uns und unsere Kinder vor diesen schädlichen Einwirkungen schützen können. Die Vielgestaltigkeit der möglichen Schadfaktoren in Lebensmitteln macht es nötig, etwas Ordnung in die sprachlichen Ungenauigkeiten zu bringen und begrifflich eine Differenzierung der Schadstoffe vorzunehmen.

Unter dem Begriff »Rückstände« sollen hier Stoffe verstanden werden, die bei der landwirtschaftlichen Produktion und/oder Lagerung bewußt als Pflanzenschutz-, Schädlingsbekämpfungs- und Vorratsschutzmittel (Pestizide) eingesetzt werden und im Lebensmittel nachgewiesen werden können. In der konventionellen Landwirtschaft ist man auf den Einsatz von Pestiziden angewiesen, um die auf Massenumsatz ausgelegten Erträge zu sichern bzw. zu steigern. Diese Rückstände finden sich in der Regel auf und in dem Produkt, und auch im Boden. Je nach biologischer Abbaubarkeit können sich diese Stoffe auch im Boden ansammeln. Bei Säuglings- und Kleinkindernährungsprodukten schützt die diätetische Lebensmittelverordnung zwar vor der Überschreitung des bei maximal zehn Mikrogramm Pestizide pro kg Lebensmittel liegenden Grenzwertes, ist damit aber auf jeden Fall eine Gefährdung ausgeschlossen?

Auch die Fehler der Vergangenheit holen uns immer noch ein – einige bei uns schon lange aus Gesundheitsgründen verbotenen Pestizide wie das DDT und Lindan werden vor allem in Dritte-Welt-Ländern weiterhin eingesetzt. Diese Gifte kommen entweder mit der Importware direkt oder durch Futtermittelimporte indirekt über tierische Lebensmittel zu uns zurück.

Trotz Höchstmengenverordnungen, durch deren Einhaltung eine Verbrauchergefährdung verhindert werden soll, kann niemand vorhersagen, ob und welche Wechselwirkungen zwischen den verschiedenen Schadstoffen im menschlichen Körper stattfinden können.

Sie als Verbraucher können sich vor diesen Rückständen schützen, indem Sie bevorzugt Produkte aus dem kontrolliert-ökologischen Landbau für die Ernährung einsetzen und sich damit zumindest die vermeidbaren Rückstände ersparen.

Die Gruppe der Umweltkontaminanten umfaßt die Stoffe, die unbeabsichtigt mit Lebensmitteln in Berührung gekommen sind und für den menschlichen Organismus in höheren Dosierungen schädigend wirken.

Unsere Lebensmittel weisen vor allem eine hohe Belastung mit polychlorierten Biphenylen (PCB) auf. Diese Stoffgruppe zeichnet sich neben ihrer vielschichtigen Toxizität durch eine schlechte biologische Abbaubarkeit aus. PCBs reichern sich besonders stark im tierischen Fettgewebe an, und zum Teil werden die festgesetzten Höchstmengen trotz Totalverbotes immer noch überschritten. Wir werden es wohl akzeptieren müssen, daß der PCB-Gehalt erst im Laufe der Jahre so stark abnehmen wird, daß von einer Gefährdung in keiner Weise mehr gesprochen werden kann. Diese Chemikalie fand vor allem in Druck- und Anstrichfarben, Hydraulikölen, Plastikweichmachern und Kugelschreiberminen Anwendung.

Weiter gehören zu dieser Gruppe auch Schwermetalle wie Blei, Cadmium und Quecksilber, die sich vor allem auf Nerven und Organe schädigend auswirken. Während Blei und Cadmium hauptsächlich über pflanzliche Lebensmittel aufgenommen werden, gelangt Quecksilber über den Fischverzehr in den menschlichen Körper. Bei dieser Gruppe von Schadstoffen drängt sich ein Gefühl von Hilflosigkeit auf, da sich eine Belastung des Organismus einfach nicht ausschließen läßt. Spätestens an diesem Punkt wird uns dann bewußt, daß die zunehmende Umweltverschmutzung ganz konkrete Auswirkungen auf die nächste Generation hat.

Wie gelangen Schadstoffe in unsere Lebensmittel?

Der Mensch steht am Ende der sogenannten »Nahrungskette«, das heißt, er ist das letzte Glied in einer Reihe von einander durch Nahrungsbeziehungen abhängigen Organismen, denen die Produkte oder Lebewesen der vor ihm liegenden Glieder als Nahrung dienen, z.B. Weizen – Maus – Katze. Mit der Nahrung werden natürlich dann auch die im Organismus gespeicherten Schadstoffe aufgenommen.

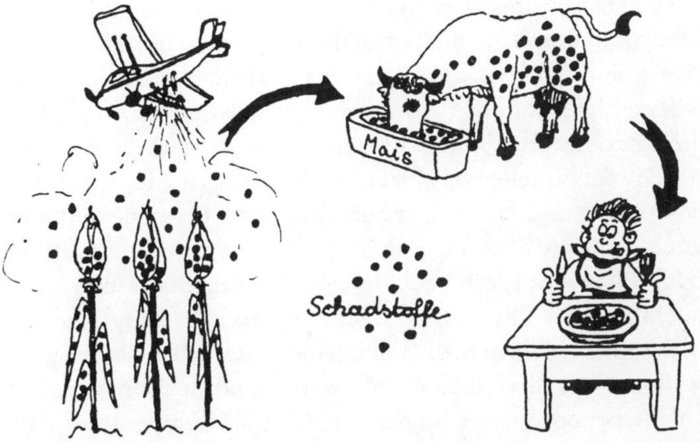

Viele der Schadstoffe werden nicht ausgeschieden, sondern sammeln sich in unserem Fettgewebe an. Mit der Zeit kommt auf diese Weise einiges zusammen. Bei den tierischen Produkten ist die Situation oft besonders kritisch. Erstens wird das Viehfutter fast immer auch mit der »chemischen Keule« behandelt, zusätzlich werden erhebliche Mengen an Viehfutter aus Ländern importiert, bei denen die Anwendung von hochgiftigen Pflanzenschutzmitteln wie zum Beispiel DDT immer noch erlaubt ist, und so sammeln sich die Schadstoffe über die gesamte Lebensdauer des Tieres gewaltig an. Für die Ernährung bedeutet das:

- Tierische Nahrungsmittel sind durch die zweifache Ansammlung (Akkumulation) in der Regel stärker belastet als pflanzliche Produkte.

- Bei den tierischen Produkten sind die Entgiftungsorgane (vor allem Leber, Nieren) besonders belastet. Setzen Sie diese also auf keinen Fall in der (Kinder-) ernährung ein.
- Zu den Schadstoffen, die das Tier durch das Futter aufnimmt, kommen noch die in der Massentierhaltung meist hemmungslos verwendeten Antibiotika und Hormone zur Wachstumsbeschleunigung hinzu.

Im Zusammenhang mit Schadstoffen dürfen die mikrobiellen Verunreinigungen wegen ihrer Gefährlichkeit nicht unerwähnt bleiben. Es ist bemerkenswert, daß die Zahl der Salmonelleninfektionen in den letzten Jahren stark angestiegen ist.

Die Salmonellenvergiftung ist die klassische Lebensmittelvergiftung und fast immer auf mangelnde Hygiene und nicht sachgemäßen Umgang mit Lebensmitteln zurückzuführen. Durch striktes Einhalten von ein paar Regeln können Sie die Gefahr einer Infektion, die besonders für Säuglinge und Kleinkinder lebensbedrohlich werden kann, verhindern:

- Leicht verderbliche Lebensmittel und Speisen tierischen Ursprungs immer im Kühlschrank bei Temperaturen unter 7° C aufbewahren und den Kontakt mit anderen Lebensmitteln durch Verpackung vermeiden.
- Die Zubereitung und das Wiederaufwärmen von Gerichten sollte bei Temperaturen oberhalb von 70° C erfolgen.
- Verwenden Sie ausschließlich frische Produkte.
- Achten Sie sorgfältig auf allgemeine Hygienebestimmungen, d.h. vor der Zubereitung immer Hände waschen und alle mit den Lebensmitteln in Kontakt geratenen Küchengeräte gründlich reinigen.

Auch der in England gehäuft auftretende Rinderwahnsinn (BSE) stellt ein Gefahrenpotential dar. Die Übertragung dieser Krankheit auf den Menschen kann nicht ausgeschlossen werden. Um sich vor dieser Infektion zu schützen, kann man entweder ganz auf Rindfleisch verzichten oder diese Produkte vom Biometzger kaufen. Durch die geschlossenen Betriebskreisläufe des Futters ist eine Verseuchung mit BSE-Viren weitgehend ausgeschlossen.

Wenn wir über Schadstoffe in der Kinderernährung reden, dürfen auch die natürlich vorkommenden Giftstoffe in Lebensmitteln nicht fehlen. Zu nennen sind da zum Beispiel das in Tomaten und Kartoffeln vorkommende Alkaloid Solanin. Dieser Stoff befindet sich in den grünen Pflanzenteilen sowie in den Keimen. Durch die Verwendung reifer Früchte (Tomaten), richtige Lagerung (Kartoffeln sollten kühl und dunkel lagern), sowie großzügiges Entfernen von grünen Schalenbereichen und Keimlingen kann der Solaningehalt ausreichend verringert werden.

In diese Kategorie von Stoffen gehören außerdem die blausäurehaltigen Glykoside. Sie kommen in Steinobstkernen, bitteren Mandeln, Leinsamen, unreifen Bambussprossen und in geringen Mengen auch in Bohnen und Erbsen vor. Die Glykoside entfalten ihre giftige Wirkung durch enzymatische Aufspaltung im Verdauungstrakt. Vergiftungen lassen sich jedoch durch Maßnahmen wie Einweichen in Wasser, Kochen und anschließendes Abgießen des Wassers verhindern. In diese Reihe könnten noch einige weitere biogene Giftstoffe aufgezählt werden, doch werden ihre giftigen Eigenschaften durch den sachgemäßen, traditionellen Umgang mit den jeweiligen Lebensmitteln (Waschen, Kochen, Blanchieren usw.) soweit reduziert, daß ihr Verzehr in der Regel unbedenklich ist.

Radioaktive Verseuchung

Im April 1986 wurde uns drastisch vor Augen geführt, welchen Preis wir für die Nutzung der Kernenergie zu zahlen haben. Bis heute sind rund 150.000 Menschen an den Folgen des Reaktorunglücks gestorben, und es werden noch viele folgen. Neun Jahre nach dem Unfall in Tschernobyl gibt es Entwarnung. Eine direkte Kontamination von Blattgemüse, Futtergras für Milchkühe usw. besteht nicht mehr.

Die radioaktiven Substanzen wie zum Beispiel das radioaktive Cäsium sind im Boden so fest gebunden, daß eine Aufnahme dieser Stoffe durch die Wurzelsysteme der Pflanzen im allgemeinen ausgeschlossen werden kann. Vor dem Verzehr einzelner Lebensmittel wird allerdings immer noch gewarnt, dazu gehören: Wildpilze, die weiterhin hohe Cäsiumwerte aufweisen (bevorzugen sie deshalb Zuchtpilze) und Tees aus der Türkei und aus Bulgarien. Eine akute Gefährdung des Säuglings bzw. Kleinkindes durch radioaktiv belastete Lebensmittel gehört damit heute der Vergangenheit an. Es bleibt zu hoffen, daß sich ein Super-GAU à la Tschernobyl nie wiederholt!!!!!

Wenn Sie bei der Ernährung Ihres Kindes schon konsequent auf Schadstoffminimierung achten, sollten Sie diese Sichtweise natürlich auch auf die übrigen Lebensbereiche ausdehnen, von denen wir hier nur einige Ausschnitte ansprechen.

Verwenden Sie zum Beispiel bei der Säuglings- und Kinderpflege bevorzugt Produkte ohne Konservierungsmittel und Duftstoffe. Diese Zutaten haben bei der Säuglingshygiene (und nicht nur da) nichts zu suchen und können zudem Unverträglichkeiten und Allergien auslösen. Empfehlenswerte Produkte sollten außerdem natürliche Pflanzenöle (Oliven- und Sonnenblumenöle) anstelle des aus Erdöl hergestellten Paraffins enthalten. Neben der besseren Hautverträglichkeit sind diese Pflanzenöle auch aus ökologischer Sicht positiv zu bewerten, da es sich hier um umweltfreundliche, nachwachsende Rohstoffe handelt.

Am Anfang ist er in aller Munde – der Beruhigungs- und Trinksauger. Es gibt ihn aus Silikon (wegen mangelnder Reißfestigkeit nur für den noch zahnlosen Säugling geeignet) und aus Naturkautschuk. Gerade die letztgenannten sind in Verruf gekommen, da sie mehrheitlich den Stoff MBT (Mer-

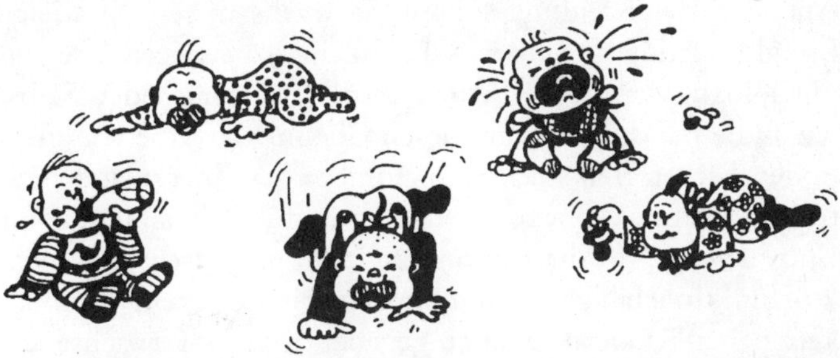

captobenzothiazin) enthalten. MBT ist ein möglicher Allergiestoff – daneben ist auch der Naturlatex an sich aufgrund seiner Eiweißanteile eine mögliche Allergiequelle. Eltern sollten deshalb die Trink- und Beruhigungssauger, wie vom Hersteller vorgeschrieben, vor dem Gebrauch auskochen. Dauernuckeln mit Trink- und Beruhigungssaugern ersetzt zudem die elterliche Zuwendung nur unzureichend und sollte wegen der möglichen Verformung des Kinderkiefers und der schon beschriebenen Folgen des Dauernuckelns an Fläschchen von vornherein eingeschränkt werden.

Zart wie ein Babypopo

Das steht sprichwörtlich für besonders weiche, zarte Haut. Aber die schöne weiche Haut, mit der ein Kind geboren wird, ist auch eine sehr empfindliche Haut. Umwelteinflüssen ist sie fast schutzlos ausgeliefert, denn sie ist etwa zehnmal dünner als die Erwachsenenhaut. Die Hornschicht (oberste Hautschicht) ist bei Säuglingen noch kaum ausgebildet. Sie ist deshalb weniger widerstandsfähig und für alle Stoffe, die von außen an sie herangebracht werden, durchlässig. Vergleicht man das Gewicht eines Säuglings mit der Fläche seiner Haut, zeigt sich, daß diese sein größtes Organ ist. Diese Fakten machen deutlich, wie wichtig eine Schadstoffminimierung auch in den Bereichen Hygieneartikel und Kleidung für die Babyhaut ist.

Auch bei der Kleidung sollten Sie wachsam sein. In vielen Billiglohnländern werden Chemikalien, beispielsweise das mit Dioxin verseuchte Pentachlorphenol, verwendet. Selbst wenn die Belastungen mit diesen Chemikalien, die vor allem in den Farbstoffen stecken, nicht über dem hierzulande geltenden Grenzwert liegen, bedeutet das für Babys Haut keine Entwarnung. Mit ihrer dünneren Haut und ihrer noch nicht voll funktionsfähigen Immunabwehr, sind Überempfindlichkeiten bei Kindern leichter gegeben als bei Erwachsenen. Wenn Sie für Ihr Kind Kleidungsstücke kaufen, waschen Sie diese vor dem ersten Tragen. Mit dieser Maßnahme mindern Sie die Gefahr einer Hautreaktion schon erheblich. Für ein empfindliches Kind sollten Sie auf ungefärbte Baumwoll-, Woll- und Leinenkleider zurückgreifen. Oft ist der Neukauf von Kinderkleidung auch nicht nötig. Gerade bei Kindergarderobe ist das Angebot an Secondhandware groß und preiswert.

Beim Kauf von Spielzeug empfiehlt es sich auf die orangefarbene »spiel gut«-Plaktette zu achten. Sie wird regelmäßig vom »Arbeitsausschuß Kinderspiel und Spielzeug e.V.« vergeben. Die Spielwaren werden unter anderem auf ihre Sicherheit, Tauglichkeit und nicht zuletzt auf ihre Umweltverträglichkeit hin untersucht. Ein Verzeichnis der ausgezeichneten Spielwaren erhalten Sie bei der Geschäftsstelle des Ausschusses (Adresse im Anhang).

Lebensmittelbestrahlung – alles frisch auf den Tisch

Dieses Thema wurde gerade in letzter Zeit sehr kontrovers diskutiert. Wir halten es daher für nötig, die sehr angeheizte Diskussion durch die Darlegung von Fakten zu versachlichen.

Von der Lebensmittelbestrahlung verspricht man sich vorteilhafte Wirkungen in vielerlei Hinsicht:

- Hemmung der Auskeimung zum Beispiel von Zwiebeln, Knoblauch, Kartoffeln;
- verzögertes Ausreifen und Verderben von Früchten, z.B. bei Erdbeeren;
- Abtötung von Insekten, Parasiten und Mikroorganismen, z.B. bei Gewürzen.

Als Strahlenquelle für die Behandlung dient entweder ein Elektronenbeschleuniger oder radioaktives Kobalt. Die Strahlungsdosis wird in »Gray« (Gy) ausgedrückt. Wichtig ist in diesem Zusammenhang, daß die verwendeten Verfahren keine radioaktive Belastung der Lebensmittel verursachen.

Die oben genannten »Vorteile« wollen wir aber nicht unkommentiert im Raum stehen lassen. Geflügelfleisch und Meerestiere werden zum Beispiel bestrahlt, um die Verunreinigungen mit Salmonellen zu reduzieren. Bei dieser Behandlung werden neben den Salmonellen auch Mikroorganismen zerstört, die uns als Indikatoren für den zunehmenden Verderb dieser Lebensmittel dienen. Normalerweise entledigen wir uns eines Lebensmittels, wenn es beginnt, übel zu riechen. Wurde dieses Produkt vorher mit Strahlen behandelt, sendet es trotz fortschreitendem Verderb keine warnenden Geruchsstoffe aus. Verschärft wird diese Situation dadurch, daß nicht alle mikrobiellen Verunreinigungen durch die Bestrahlung abgetötet werden und die von ihnen gebildeten Giftstoffe (Toxine) diese Prozedur unbeschadet überstehen. Möglicherweise entstehen durch die Lebensmittelbestrahlung von Produkten genetisch veränderte Mikroorganismen, die dann strahlungsresistent sind.

Die Bestrahlung wirkt sich auch negativ auf den Vitamingehalt der Lebensmittel aus. Besonders betroffen sind in diesem Zusammenhang die Vitamine B_1, A, E und K. Empfindlich reagieren ebenfalls einige für den Menschen lebensnotwendige Aminosäuren, die durch den Bestrahlungsprozeß verändert werden.

Ein weiteres Problem ist die Entstehung neuer chemischer Verbindungen und Substanzen in den bestrahlten Produkten, über deren Wirkungen auf die menschliche Gesundheit bis dato kaum Erkenntnisse vorliegen.

Neben diesen aus ernährungsphysiologischer Sicht negativen Aspekten der Bestrahlung sollte nicht unerwähnt bleiben, daß hier auch ökologische Belastungen auftreten. So muß beispielsweise an die Zwischen- und Endlagerung des radioaktiven Kobalts und an die radioaktive Belastung von Industrieabwässern gedacht werden. Im Ausland, vor allem in den USA, haben sich in der Vergangenheit Zwischenfälle ereignet, bei denen Menschen und Umwelt erhöhten Strahlenbelastungen ausgesetzt wurden.

Bei dieser Vielzahl von Nachteilen drängt sich natürlich die Frage nach der Notwendigkeit der Lebensmittelbestrahlung auf. Kurz gesagt, wir halten diese Behandlung von Lebensmitteln für komplett überflüssig. Bei der Lebensmittelbestrahlung gewinnt man zunehmend den Eindruck, daß es sich um ein geschicktes Täuschungsmanöver handelt, denn viele bestrahlte Lebensmittel machen äußerlich einen einwandfreien Eindruck, obwohl sie längst nicht mehr frisch sind und bezüglich ihrer »inneren Werte« schon als verdorben gelten sollten.

In der Bundesrepublik ist im Gegensatz zu über 40 anderen Ländern die Bestrahlung von Lebensmitteln nicht erlaubt. Darüber hinaus dürfen bestrahlte Lebensmittel tierischen Ursprungs auch nicht zu uns eingeführt werden. Bestrahlte pflanzliche Lebensmittel dürfen erst nach Feststellung der gesundheitlichen Unbedenklichkeit importiert werden. Eine solche Unbedenklichkeit ist aber bis jetzt noch nicht erteilt worden, so daß formal gesehen noch keine bestrahlten Produkte eingeführt werden dürften. Für den Fall, daß sich dieser

Zustand demnächst ändert, können Sie diese Produkte am folgenden Logo erkennen:

Leider brauchen bestrahlte Zusätze von unbestrahlten Lebensmitteln nicht als solche deklariert werden. So könnte es Ihnen zum Beispiel passieren, daß sich auf Ihrer Pizza bestrahlte Gewürze befinden, ohne daß auf der Verpackung das entsprechende Symbol aufgedruckt ist.

Hühnerschwein und Tomatenpfirsich – Gentechnik macht's möglich

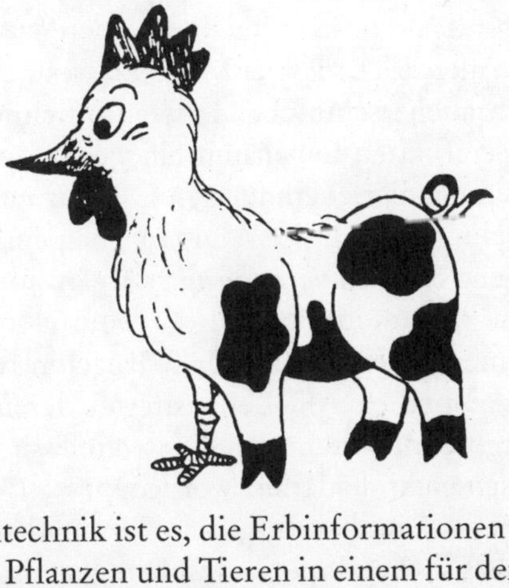

Ziel der Gentechnik ist es, die Erbinformationen von Mikroorganismen, Pflanzen und Tieren in einem für den Menschen vorteilhaften Sinne zu verändern. Bis jetzt ist in der Bundesrepublik die Erzeugung und Verarbeitung gentechnisch hergestellter Produkte (außer in zahlreichen Freilandversuchen zu Forschungszwecken) nicht erlaubt. Allerdings wird der Druck, diese Produkte auch auf dem deutschen Markt abzusetzen, durch die »liberalere« Gesetzgebung der Europäischen Union größer.

Anwendung findet die Gentechnik in verschiedenen Bereichen:

- Mikroorganismen, Pflanzen und Tiere werden durch die Veränderung ihres Erbgutes zur Produktion gewünschter Stoffe veranlaßt.
- Der Einsatz von genveränderten Bakterien, Pilzen und Hefen soll Produkte wie Bier (vor allem die Light-Produkte), Käse, Joghurt und Wurst positiv beeinflussen.
- Die Genmanipulation von Pflanzen verfolgt gleich mehrere Ziele auf einmal: Erstens soll die Widerstandsfähigkeit der transgenen Pflanzen gegenüber Beikräutern und Virusinfektionen größer und zweitens soll der Anteil an wertvollen Inhaltsstoffen (Stärken, Öle etc.) auf diese Weise erhöht werden.

Nach dem Willen des Brüsseler Ministerrates steht es schlecht um den Verbraucherschutz bei der Kennzeichnung von gentechnisch beeinflußten Lebensmitteln. Nur Produkte,

- die aus gentechnisch veränderten Organismen bestehen,
- die gentechnisch veränderte Organismen enthalten und
- die mit gentechnisch veränderten Organismen hergestellt werden,

sollen gekennzeichnet werden. Diese Regelung läßt eine Reihe von Ausnahmen zu. Alle Lebensmittel, deren Eigenschaften sich durch den Einsatz der Gentechnik nicht verändert haben, müssen nicht deklariert werden.

Für unsere Gesundheit birgt der Einsatz der Gentechnik ein erhebliches Gefahrenpotential. Die genetische Veränderung von pflanzlichen und tierischen Organismen beinhaltet immer auch die Möglichkeit einer unbeabsichtigten Stoffwechseländerung. Hier können also Stoffe entstehen, die eine giftige bzw. allergene Wirkung auf unseren Körper haben.

Unüberschaubar sind auch die Risiken für allergisch reagierende Verbraucher. Wenn das Erbgut verschiedener Pflanzen und Tiere immer neu kombiniert wird, wissen Allergiker bald nicht mehr, was sie essen sollen. Erdbeerpflanzen wurde z.B. ein »Anti-Frost-Gen« der Winterflunder eingebaut, damit sie auch bei kühlerer Witterung gedeihen. Verbraucher, die kein Fischeiweiß vertragen, können dann diese Erdbeeren nicht mehr essen.

Die Gefahren aus ökologischer Sicht sind ebenfalls nicht unbedeutend. Die zunehmenden Freilandversuche bergen immer auch die Gefahr, das genmanipulierte Pflanzen ihre neuen Eigenschaften, zum Beispiel ihre Resistenzen, auf Wildformen mit unabsehbaren Folgen übertragen. Erstaunlich ist, daß die Fürsprecher dieser Technik eigentlich die gleichen Argumente wie »Ausrottung des Hungers durch sicherere Erträge« benutzen, die schon für die »Grüne Revolution« mit Beginn der Kunstdünger- und chemischen Pflanzenschutzära nicht gestimmt haben. Zur Zeit hungern mehr Menschen denn je.

Mikrowellenherde – Gefahrenherde?

Ginge es nach der Meinung der Hersteller, könnte ein Haushalt ohne Mikrowelle gar nicht mehr auskommen. Die Firmen versprechen eine enorme Zeit- und Energieersparnis – selbstverständlich ist die Mikrowellenzubereitung auch noch nährstoffschonender.

Diese Aussagen sollten jedoch kritisch hinterfragt werden. Es zeigt sich nämlich schnell, daß sich die Versprechen der Hersteller bei genauerer Betrachtung in Luft auflösen. Energie läßt sich nur bei kleinen Lebensmittelportionen bis maximal 500 Gramm einsparen. Der Zeitvorteil fällt nur bei Lebensmittelmengen bis 400 Gramm ins Gewicht. Doch selbst bei diesen beiden Punkten müssen schon Einschränkungen gemacht werden. So sollten Reis, Nudeln, Getreide und faserreiche Gemüsearten auf konventionelle Weise zubereitet werden, da hier schon bei kleineren Lebensmittelmengen ein Zeit- und Energieeinsparungsvorteil für die Verwendung des normalen Herdes sprechen.

Der Aspekt der Nährstoffschonung durch die Mikrowelle hat sich größtenteils als unwahr herausgestellt. Im Vergleich mit der konventionellen Zubereitung sind die Unterschiede marginal. Lediglich das Auftauen von Obst und Gemüse mit der Mikrowelle weist hier Vorteile bei der Vitaminschonung auf.

Für eine Reihe weiterer Lebensmittel eignet sich die Mikrowelle nicht, sie kann sogar ein gesundheitliches Risiko darstellen. Kartoffelgerichte verlieren zum Beispiel viel von ihrem geschmacklichen Wert, und ihre Konsistenz wird durch die Mikrowelle negativ beeinflußt. Krusten- und Aromabildung bei Braten, Kuchen und Aufläufen gelingen in der »Turbowelle« nicht. Die Industrie bedient sich hier einiger Tricks, indem sie bei Fertigprodukten Aroma- und Farbstoffe sowie Bräunungshilfsmittel einsetzt.

Eine echte gesundheitliche Gefahr besteht bei der Erhitzung von Geflügel und Eierspeisen, da die Geräte die eingeführten Speisen nicht gleichmäßig erhitzen und man diesen Nachteil nicht wie beim Herd durch Umrühren ausgleichen kann. Liegen bei diesen Lebensmitteln mikrobielle Verunreinigungen, beispielsweise mit Salmonellen, vor, so werden diese durch die schnelle und unzureichende Erhitzung in der Mikrowelle nicht zerstört. (Diese Mikroorganismen können durch mindestens zehnminütiges Erhitzen bei mindestens 70° C unschädlich gemacht werden.) Bereiten Sie deshalb besonders empfindliche Speisen auf konventionelle Art und Weise zu.

Im Zusammenhang mit der ungleichmäßigen Erhitzung ist besonders bei der Zubereitung von Babyfläschchen Vorsicht geboten. Selbst wenn sich die Flasche von außen kühl anfühlt, kann die Milch im Inneren bereits sehr heiß sein. Lassen Sie sich hier nicht täuschen, und prüfen Sie die Temperatur, bevor Sie Ihrem Kind die Flasche geben. In der Vergangenheit haben solche Fehleinschätzungen der Temperatur schon zu vielen schweren Verbrennungen und Verbrühungen geführt. Durch Schütteln und Umrühren können Sie eine gleichmäßige Temperaturverteilung erreichen.

Ein weiteres Gefahrenpotential stellt die sogenannte Leckstrahlung der Geräte dar. Als Grenzwert gilt hier eine Strahlung von 5 Milliwatt pro cm^2 im Abstand von 5 cm zum Gerät. Dieser Wert wird aber oft um ein Vielfaches (besonders bei älteren Geräten) überschritten. Ob diese Strahlungen gesundheitliche Auswirkungen haben, ist noch nicht eindeutig erwiesen, aber insbesondere Kleinkinder sollten sich nicht im direkten Einflußbereich eines eingeschalteten Gerätes aufhalten.

Diskutiert wird auch die gesundheitliche Beeinträchtigung durch Weichmacher (Bestandteil von vielen Kunststoffen), die möglicherweise durch die starke Erhitzung aus den Plastikverpackungen der Fertigprodukte in das Lebensmittel übertreten können.

Abschließend bleibt noch zu klären, ob die Mikrowelle überhaupt einen Gewinn für den Haushalt darstellt. Unserer Meinung nach kann man auf dieses Küchenutensil durchaus verzichten. Sein Einsatz zielt vor allem auf die Erwärmung von Fast-Food-Tiefkühlkost ab. Diese Fertigprodukte sind, aufgrund ihres meist zu fettigen und zu salzigen, mit Konservierungsstoffen und Geschmacksverstärkern versetzten Inhalts aus ernährungsphysiologischer Sicht eindeutig abzulehnen. Daneben kann eine Mikrowelle Herd und Backofen nicht ersetzen.

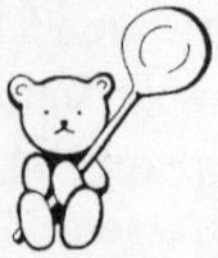

Zusammenfassung

- Arbeiten Sie im Haushalt hygienisch, um mikrobielle Verunreinigungen zu vermeiden.
- Verzehren Sie keine rohen Eier und rohes Fleisch.
- Verzehren Sie Hülsenfrüchte nicht roh.
- Essen Sie keine Wildpilze.
- Bevorzugen Sie Säuglingspflegeprodukte ohne Konservierungs- und Duftstoffe. Natürliche Pflanzenöle sind für Babys Popo besser.
- Kochen Sie alle Sauger vor dem ersten Gebrauch vorschriftsmäßig aus.
- Waschen Sie neue Kleidungsstücke vor dem ersten Tragen, und bevorzugen Sie Naturtextilien.
- Mikrowellenherde sind überflüssig.
- Verzichten Sie auf bestrahlte und gentechnisch veränderte Lebensmittel.

11 Öko? Logisch! – Vorteile des ökologischen Landbaus

Die Produkte des ökologischen Landbaus haben wir Ihnen in den vorangegangenen Kapiteln schon des öfteren ans Herz gelegt. Dieses Kapitel soll – kurz und knapp – die Vorteile dieser alternativen und umweltfreundlichen Wirtschaftsweise aufzeigen.

Allgemeine Grundsätze der ökologischen Landwirtschaft

Der ökologische Landbau ist eine Bewirtschaftungsform mit ganzheitlicher Betrachtung des Betriebes und seiner Kreisläufe. Die ökologisch wirtschaftenden Landwirte verzichten auf die Anwendung von synthetischen Pestiziden und Düngemitteln, orientieren sich an der natürlichen Ertragsfähigkeit der Böden und erweitern unser Nahrungsangebot durch eine Vielzahl verschiedener Getreide-, Obst- und Gemüsesorten. Besonders der Verzicht auf den Einsatz von Chemie ist für den Menschen, der am Ende der Nahrungskette (siehe Kapitel 10) steht, von entscheidender Bedeutung. Denn so werden Lebensmittel weitgehend ohne Rückstände produziert, und das Grundwasser wird vor dem Eintrag von überschüssigem Nitrat und vor Pflanzenschutzmittelrückständen bewahrt.

Nachfolgend haben wir die allgemeinen Prinzipien des ökologischen Landbaus aufgelistet:

- Erzeugung von hochwertigen Lebensmitteln
- Weitgehend geschlossene Betriebskreisläufe
- Erhaltung der Bodenfruchtbarkeit aus den eigenen Kräften des Betriebes
- Schonung von natürlichen Ressourcen
- Flächengebundene Tierhaltung
- Artgerechte Tierhaltung
- Ausnutzung natürlicher Regelmechanismen im Ökosystem

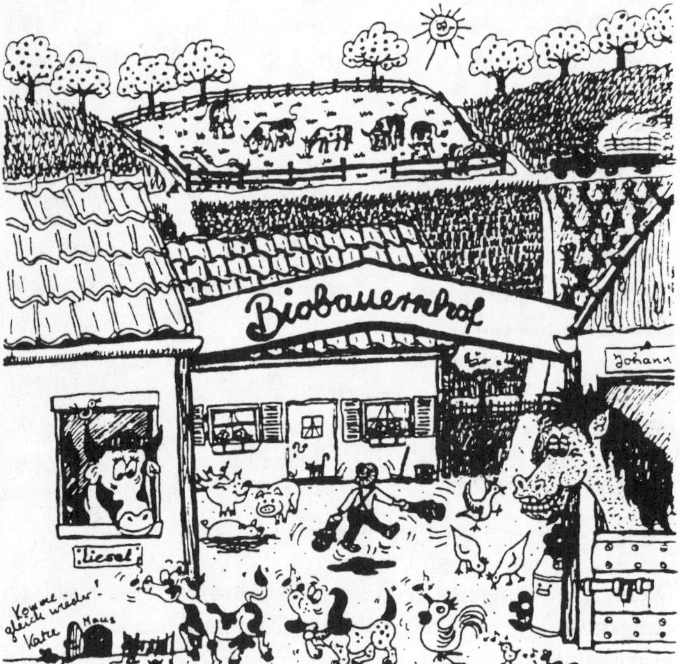

Zur Zeit wirtschaften in Deutschland ca. 4400 Betriebe auf 130.000 ha, das sind nur 0,7 Prozent der gesamten deutschen Anbaufläche, nach den oben aufgeführten Grundsätzen des ökologischen Landbaus – Tendenz stark steigend. Die meisten dieser Betriebe sind Mitglied in einem der insgesamt acht deutschen Anbauverbände, die sich in der Arbeitsgemeinschaft ökologischer Landbau (AGÖL) zusammengeschlossen haben. Diese Verbände erkennen Sie an den nachfolgend aufgelisteten Logos:

demeter Bioland BIO KREIS e.V.

Naturland ANOG ECO VIN

Gäa ÖKOSIEGEL

Wenn Sie Fragen zur ökologischen Produktion von Nahrungsmitteln haben, können Sie sich entweder direkt an die einzelnen Anbauverbände wenden oder sich bei der AGÖL informieren (Adresse steht im Anhang).

Bioware – Wo man sie bekommt und wie man sie erkennt

Für viele Eltern stellt sich die Frage, woran sie erkennen können, daß es sich zweifelsfrei um Bioware handelt?

Ein Großteil der ökologisch produzierten Produkte werden unter den auf der vorherigen Seite eingeführten Logos der Anbauverbände vermarktet. Wenn Sie also auf eins der oben aufgeführten Logos stoßen, können Sie mit größter Sicherheit davon ausgehen, daß es sich um ein ökologisches Produkt handelt. Die verläßlichste Quelle für diese Produkte sind die häufig auf Biohöfen eingerichteten »Hofläden«. Neben ihren eigenen Produkten vermarkten diese Geschäfte auch kleinere oder größere Produktpaletten von anderen ökologisch arbeitenden Betrieben und des Naturkosthandels. Ebenso sichere Quellen sind die mittlerweile recht zahlreichen Bioläden, die heute den gesamten Lebensmittelbedarf, Säuglingsernährungsprodukte und vieles mehr abdecken. Eine weitere Möglichkeit ist die Mitgliedschaft in einer »Food-Coop«, einer Selbstversorgergemeinschaft, die unter Umgehung des Zwischenhandels die Ware direkt bei den Erzeugern einkauft und ohne Aufschlag an ihre Mitglieder weitergibt. Die Mitglieder müssen allerdings einen Mitgliedsbeitrag entrichten.

Den Trend zur natürlichen Ernährung haben auch die großen Lebensmittelketten erkannt. Hier wird es allerdings mit der Erkennung der Bioprodukte schwieriger. Die Produkte aus dem ökologischen Landbau werden in der Regel unter dem Namen eigener Produktlinien vermarktet. Um dem Wunsch der Verbraucher nach Schutz vor Pseudo-Bioware nachzukommen, hat die Europäische Union 1991 eine »Verordnung über den ökologischen Landbau und die entsprechende Kennzeichnung der landwirtschaftlichen Erzeugnisse und Lebensmittel« (Nr. 2092/91 EWG) verabschiedet, die seit Januar 1993 in Kraft ist. Leider ist in dieser Verordnung bislang kein generelles Verbot der Lebensmittelbestrahlung und von gentechnischen Verfahren verankert und ihr Geltungsbereich erstreckt sich ausschließlich auf pflanzliche Produkte und Mischprodukte mit überwiegend pflanzlichen Bestandteilen. Zur Zeit gibt es drei Produktkategorien:

- Nur Lebensmittel pflanzlicher Herkunft, die mindestens zu 95 Prozent aus dem Bioanbau stammen, dürfen in ihrer Kennzeichnung mit Begriffen wie »aus organischem-«, »aus ökologischem-« oder »aus biologischem Landbau« und der europäischen Kontrollnummer gekennzeichnet sein.
- Für die Mischprodukte, deren Zutaten nicht in ausreichenden Mengen aus dem Bioanbau zur Verfügung stehen, gilt, daß ein Mindestanteil von 70 Prozent des Produktes aus dem ökologischen Landbau stammen muß, damit auch diese mit dem »Ökolandbau-Siegel« und dem Hinweis »ökologische Agrarwirtschaft/EWG Kontrollsystem« gekennzeichnet werden dürfen.
- Produkte, die mindestens zu 50 Prozent aus dem ökologischen Landbau stammen, dürfen nur auf ihrer Zutatenliste mit den, für den Bioanbau zugelassenen Begrifflichkeiten werben. Diese Regelung gilt allerdings nur noch bis Ende 1997.

Die Begriffe »kontrolliert« oder »überwachte Qualität« sind keine Kennzeichnungen für ökologische Produkte.

Eine vergleichbare gesetzliche Regelung für tierische Produkte ist seit Jahren in Arbeit und wird wahrscheinlich erst Ende 1995 in Brüssel verabschiedet werden. Wer auch bei tierischen Produkten Bioqualität kaufen möchte, sollte sicherheitshalber Eier und Milchprodukte im Naturkostladen kaufen. Da das derzeitige Fleischangebot in den meisten Bioläden noch gering ist, sollten Sie Ihren Fleischkonsum bei einem Biometzger decken oder, wenn eine Kühltruhe vorhanden ist, größere Fleischportionen direkt ab Biohof kaufen und dann einfrieren. Hier sind Sie auch vor der Anwendung von Hormonen und Antibiotika, die als Wachstumsverstärker in der modernen Tierzucht verwendet werden, sicher.

Warum sind ökologisch erzeugte Lebensmittel in der Regel teurer als konventionelle Ware?

Eigentlich stimmt diese Aussage nicht so ganz – sie müßte vielmehr heißen: Konventionelle Lebensmittel sind zu billig!

- Die konventionelle Landwirtschaft arbeitet mit einem hohen Energieaufwand, der vor allem aus der Verwendung des synthetischen Düngers resultiert. Energie ist in den westlichen Industrienationen zu billig und die sich aus der Verstromung fossiler Energieträger ergebenden Umweltschäden müssen von allen getragen werden.
- Chemischer Pflanzenschutz und synthetischer Dünger belasten den Boden und das Grundwasser. Für die Entfernung dieser Rückstände aus dem Trinkwasser muß wiederum die Gemeinschaft zahlen.
- Die intensive Produktion in der Landwirtschaft hat zu immensen Überschüssen (Milchseen, Butterberge usw.) geführt. Die Finanzmittel für die Verwaltung und Vernichtung der Agrarüberschüsse müssen vom Steuerzahler aufgebracht werden.
- Die ökologische Landwirtschaft gestaltet, durch die Anlage von Hecken und Feldhainen, unsere ausgeräumte Kulturlandschaft abwechslungsreich und erhält die Artenvielfalt bei Pflanzen und Tieren. Diese Flächen gehen aber für die Produktion verloren. Sie bezahlen beim Kauf von Bioprodukten also auch einen kleinen Teil für ein ansprechendes Ambiente der Kulturlandschaft.
- Ökologische Betriebe setzten auf Produktvielfalt und haben aufgrund der geringen Spezialisierung höhere Ver-

marktungskosten, weil kleinere Mengen vermarktet werden.
- Durch das geringere Düngeniveau sind auch die Erträge geringer und die Erzeugungskosten anteilig höher.
- Der Arbeitsaufwand und damit der Einsatz von Arbeitskräften ist in ökologisch wirtschaftenden Betrieben größer.
- Durch aufwendigere Verarbeitungen, z.B. durch den Verzicht auf den Einsatz von Backhilfsstoffen oder ähnlichen Zusätzen verteuert sich das Bioprodukt.
- Die Kosten für die Verbandsbeiträge und die zusätzlichen Kontrollen müssen ebenfalls von den Biobauern getragen werden.

Der Preis der ökologisch produzierten Lebensmittel entspricht somit annähernd dem »wahren« Preis, der für die umweltgerechte, langfristige und gesunde Produktion und den Ressourcenverbrauch aufgewendet werden muß.

Vertrauen ist gut – Kontrolle ist besser

Durch die EG-Bioverordnung ist die staatliche Kontrolle seit 1993 für die pflanzlichen Produkte bei allen Verbänden des ökologischen Landbaus gleich geregelt:
- regelmäßige, mindestens einmal jährliche Inspektionen der Betriebe durch unabhängige Sachverständige einer staatlich anerkannten Kontrollstelle.

Werden die Auflagen der Verordnung erfüllt, erhält der Betrieb das europäische Kontroll-Zertifikat.

Darüber hinaus werden bei den verschiedenen Anbauverbänden, die der Arbeitsgemeinschaft ökologischer Landbau (AGÖL) angehören, zusätzliche Kontrollen durchgeführt. Der größte Anbauverband, »Bioland«, der zur Zeit ca. 3000 Mitgliedsbetriebe zählt, sieht folgende zusätzliche Kontrollen vor:

- Kontrolle des gesamten Betriebes inklusive Tierhaltung unter Beachtung ökologischer Grundsätze
- Stichproben für Rückstands- und Schadstoffanalysen
- Regionale Gruppenarbeit: Regelmäßig besuchen sich die Mitglieder einer Regionalgruppe gegenseitig auf ihren Höfen, wodurch eine soziale Kontrolle innerhalb der Gruppe gegeben ist.
- Anerkennungskommissionen entscheiden anhand der Inspektionsberichte über die Anerkennung der Betriebe. Sie setzen sich in der Regel aus erfahrenen Bäuerinnen und Bauern, unabhängigen Experten des Verbraucher- und Umweltschutzes, des Naturkosthandels und der staatlichen Beratung zusammen.

Ähnlich streng sehen die verbandsinternen Kontrollen der anderen sieben AGÖL-Verbände aus. Bei schweren Verstößen gegen die Verbandsvorschriften droht dem Betrieb der Ausschluß aus dem Verband.

Neben der Erzeugung ökologischer Lebensmittel werden auch für die Verarbeitung ökologische Prinzipien Naturbelassenheit und möglichst geringer Verarbeitungsgrad, in der Ergänzungsverordnung (Nr. 207/93 EWG) vorgeschrieben. Insgesamt sind nur 40 Zusatzstoffe bzw. technische Verarbeitungshilfsstoffe für Öko-Lebensmittel zugelassen. Der Demeter-Anbauverband hat bereits eigene, umfassende Verarbeitungsrichtlinien für alle Verarbeitungsbereiche verabschiedet. Sie legen Mindestanforderungen fest und sind als Gütegarantien für den Verbraucher gedacht. So sind bestimmte Verfahren grundsätzlich bei der Verarbeitung untersagt:

- ionisierende Bestrahlung (Lebensmittelbestrahlung),
- Begasung,
- Verwendung gentechnisch veränderter Rohstoffe.

Ähnliche Richtlinien werden von den anderen Anbauverbänden folgen. Diese verbindlichen Verarbeitungsvorschriften stellen einen zusätzlichen Schutz des Verbrauchers dar, der weit über das Maß der EG-Bioverordnung hinausgeht. Ende 1995 soll auch erstmals das Prüfsiegel der CMA (Centrale Marketinggesellschaft der deutschen Agrarwirtschaft) für pflanzliche Produkte aus dem ökologischen Landbau vergeben werden (Adresse siehe Anhang). Zur Zeit ist aber noch strittig, ob dieses Prüfsiegel die Anwendung der Lebensmittelbestrahlung und der Gentechnik ausschließen wird .

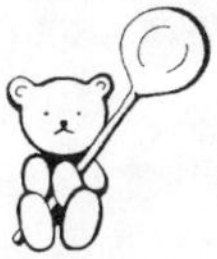

Zusammenfassung

Die Vorteile des kontrolliert ökologischen Landbaus:

- Die erzeugten Lebensmittel sind hochwertig und ohne chemische Pflanzenschutz- und Düngemittel produziert.
- Die Betriebskreisläufe sind weitgehend geschlossen.
- Natürliche Ressourcen werden geschont.
- Die Viehhaltung ist an die Ertragsfähigkeit des Betriebes gebunden.
- Die landwirtschaftlichen Nutztiere werden artgerecht gehalten, und kranke Tiere werden vorrangig mit Naturheilverfahren behandelt.
- Die natürlichen Regelmechanismen des Ökosystems werden in der biologischen Produktion genutzt.
- Für die Verarbeitung der Lebensmittel werden ökologische Verfahren bevorzugt.

Anhang

Adressen

Geburt und Stillen

Bund der deutschen Hebammen e.V., Postfach 1724, 76006 Karlsruhe

Bund freiberuflicher Hebammen Deutschlands e.V. (BFHD), Ludwig-Uhland-Str. 28, 69151 Neckargemünd

Arbeitsgemeinschaft Freier Stillgruppen (AFS), Bundesverband e. V., Postfach 1112, 76141 Karlsruhe, Tel.: 07 21/70 75 89

La Leche Liga Deutschland, Postfach 96, 81214 München, (dort kann die zuständige Bereichsleiterin erfragt werden)

Koordinierungsstelle zur Stillförderung und Initiative Babyfreundliches Krankenhaus, Bismarckstr. 119, 52066 Aachen, Tel.: 02 41/53 23 00, Fax: 02 41/54 30 57

Ernährung

Aktionsgruppe Babynahrung, Untere Maschstr. 21, 37037 Göttingen, Tel.: 05 51/53 10 34, Fax: 05 51/53 10 35

Deutsche Gesellschaft für Ernährung (DGE), Feldbergstr. 28, 60323 Frankfurt/Main

Forschungsinstitut für Kinderernährung Dortmund, Heinstück 11, 44225 Dortmund, Tel.: 0231/714021

Auswertungs- und Informationsdienst für Ernährung, Landwirtschaft und Forsten e. V. (AID), Konstantinstr. 124, 53179 Bonn

Kinderernährungswerk e.V., Sedanstr. 19, 20146 Hamburg, Tel.: 0 40/41 23

Elternverein Restrisiko, Nassaustr, 11, 65187 Wiesbaden, Tel.: 06 11/5 19 12

Verbraucherinitiative, Breite Str. 51, 53111 Bonn

Verband deutscher Mineralbrunnen, Kennedyalle 28, 53175 Bonn, Tel.: 02 28/95 99 00

Centrale Marketinggesellschaft der deutschen Agrarwirtschaft (CMA), Koblenzer Str. 148, 53177 Bonn, Tel.: 02 28/8 47-0

Allergie

Arbeitsgemeinschaft Ökologischer Landbau, Baumschulenweg 11, 64295 Darmstadt, Tel.: 0 61 55/20 81, Fax: 0 61 55/ 57 74

Arbeitsgemeinschaft Allergiekrankes Kind e.V. (AAK), Hauptstr. 29, 35745 Herborn, Tel.: 0 27 72/4 12 37

Deutscher Neurodermitiker Bund e.V., Mozartstr. 11, 22083 Hamburg, Tel.: 0 40/2 20 57 57

Deutsche Zöliakie-Gesellschaft e.V., Filderhauptstr. 61, 70599 Stuttgart, Tel.: 07 11/45 45 14

»spiel gut« Arbeitsausschuß Kinderspiel + Spielzeug e.V., Geschäftsstelle, Heimstr. 13, 89073 Ulm

Weiterführende Literatur

Schwangerschaft

Christa Koch, Gesund essen wenn ein Baby kommt, Hädecke Verlag, 1992

Michael Adam, Renate Daimler, Volker Korbei, Kinder kriegen, Kiepenheuer & Witsch Verlag, 1991

Lennart Nilson, Ein Kind entsteht, Mosaik Verlag, 1990

Frédérick Leboyer, Geburt ohne Gewalt, Kösel Verlag, 1992

Dr. med. Richard Moskowitz, Homöopathie für Schwangerschaft und Geburt, Haug Verlag, 1992

Jean Liedloff, Auf der Suche nach dem verlorenen Glück, Beck'sche Reihe, 1993

Stillen

Maire Messenger, Stillen, Ravensburger Verlag, 1982

Hannah Lothrop, Das Stillbuch, Kösel Verlag, 1982

Kathleen Huggins, Das große Buch vom Stillen, TRIAS-Thieme Verlag, 1993

Allergien

Mechthild Hellermann, Gut essen und leben mit Neurodermitis und anderen Allergien, Selbstverlag, 1994

Sigrid Flade, Allergien natürlich behandeln, Gräfe und Unzer, 1994

D. Geissler, Vollwertkost trotz Asthma und Allergie, TRIAS-Thieme Verlag, 1991

Dr. med. Nora Bergen, Allergie bei Kindern, dtv Ratgeber, 1995 von Koerber, Männle, Leitzmann, Vollwert-Ernährung, Haug Verlag, 1993

Arbeitsgemeinschaft Allergiekrankes Kind e.V. (AAK), ABC der Ernährungsinformationen für Eltern allergisch veranlagter Kinder, Herborn Verlag, 1994

Emma Graf, Getreideküche im Rhythmus der Wochentage, Michaels Verlag, 1988

D. Birk, B. von Eichborn, I. Früchtel, M. Kurz, E. Rittinger, Das große GU Vollwert-Kochbuch, Gräfe und Unzer, 1988

Sabine Deutscher, Das Breibuch, Rapunzel-Verlag, 1994

Verband für Unabhängige Gesundheitsberatung Deutschland e.V. (UGB), Von klein auf Vollwert-Ernährung, Broschüre zu bestellen bei UGB-Beratungs- und Verlags-GmbH Gießen

Verbraucher-Zentralen, Vollwert-Ernährung – Gesund und umweltschonend essen. Heft zu beziehen über Verbraucher-Zentralen, 1990

AID, Ernährung im ersten Lebensjahr – Empfehlungen des Forschungsinstituts für Kinderernährung, Dortmund, kostenlose Broschüre, 1994

Ökologische Produkte

Schrot & Korn, monatliche Ausgabe, Verlag gesund essen GmbH, liegt in allen Bio- und Naturkostläden kostenlos aus und kann auch abonniert werden.

Stichwortverzeichnis

Katalyse e. V.
Institut für angewandte Umweltforschung

Zimmerluft – Dicke Luft

Schadstoffe in Innenräumen und was man dagegen tun kann

KiWi 284

Die Luft in unseren Wohnungen ist in den meisten Fällen schlechter als die Luft unter freiem Himmel. Die Katalyse nimmt die wichtigsten Gefahrenquellen unter die Lupe, hilft sie einzuschätzen und zeigt, wie man Belastungen einschränken oder beseitigen kann und wie man mit dem Unvermeidlichen umgeht. Ein kritischer Ratgeber und ein übersichtliches Nachschlagewerk für jeden Haushalt.

Katalyse e. V.
Institut für angewandte Umweltforschung

Das Ernährungsbuch

Lebensmittel und Gesundheit

KiWi 187

Das »Ernährungsbuch« vermittelt kurz und bündig Kenntnisse und Überblick über das, was man braucht, um sich richtig zu ernähren und gesund zu bleiben.

»Das Ernährungsbuch ist ein empfehlenswertes Buch, das animiert, die Umstellung auf gesunde Ernährung zu wagen.«
WDR

Katalyse e. V.
Institut für angewandte Umweltforschung

Kommt gar nicht in die Tüte

Lebensvermittelverpackung und Müllvermeidung
Mit zahlreichen Grafiken und Tabellen

KiWi 242

Die KATALYSE zeigt anhand der Lebensmittelgruppen Obst, Gemüse / Fleisch, Wurst, Fisch / Milch, Milchprodukte / Getränke / Konserven / Süßwaren, welche Verpackungen notwendig und welche überflüssig sind. Mit vielen Verbraucher-Tips und Forderungen an Politiker, Handel und Hersteller.

KiWi Paperbackreihe bei Kiepenheuer & Witsch

Wulf-Dietrich Rose
Elektrosmog – Elektrostress
Strahlung in unserem Alltag
und was wir dagegen tun können

Ein Ratgeber
KiWi 341
Aktualisierte Neuausgabe

Unsere Umwelt ist mittlerweile durch elektromagnetische Strahlung derart verseucht, daß wir von »Elektrosmog« sprechen müssen. Er wiederum erzeugt im menschlichen Organismus »Elektrostreß« mit vielen Störungen und Krankheiten im Gefolge, die wir in den seltensten Fällen auf ihre Ursachen zurückführen können.

Das Buch gibt auf der Basis aktueller wissenschaftlicher Erkenntnisse Auskunft über Gefahren und Selbstschutz.

KiWi Paperbackreihe bei Kiepenheuer & Witsch

Ursula Enders (Hrsg.)
Zart war ich, bitter war's
Handbuch gegen sexuelle Gewalt an Mädchen und Jungen

KiWi 368
Aktualisierte und erweiterte Neuausgabe

Immer noch bleiben sexuell mißbrauchte Mädchen und Jungen in ihrer Not allein. Auch Mütter, Väter, PädagogInnen, ÄrztInnen und JuristInnen spüren bei der Konfrontation mit sexueller Gewalt ihre Sprachlosigkeit und Ohnmacht. »Zart war ich, bitter war's« ist seit Jahren *das* Handbuch gegen sexuelle Gewalt an Mädchen und Jungen. Es beschreibt nicht nur Ursachen, Ausmaß und Folgen des sexuellen Mißbrauchs an Mädchen und Jungen, es vermittelt vor allem konkrete Anleitungen für die praktische Arbeit mit Betroffenen.

Aus dem Inhalt: Was tun, wenn ich sexuellen Mißbrauch vermute? · Hilfen für betroffene Mädchen und Jungen · Beratung und Therapie · Interventionsschritte des Jugendamtes · Strafanzeige: Ja oder Nein? · Diagnosemöglichkeiten des Kinderarztes · Ideen für den Erziehungsalltag.

Zur aktuellen Diskussion: Täter und Täterinnen · Kinderpornographie und ritualisierter Mißbrauch · Gibt es einen Mißbrauch mit dem Mißbrauch? · Mißbrauch in der Therapie · Mißbrauch in Institutionen · Neue Ansätze in der Präventionsarbeit.

KiWi Paperbackreihe bei Kiepenheuer & Witsch